Ajustando as Velas ao Vento

(METÁFORAS PARA O AMADURECIMENTO)

Editora Appris Ltda.
1.ª Edição - Copyright© 2021 do autor
Direitos de Edição Reservados à Editora Appris Ltda.

Nenhuma parte desta obra poderá ser utilizada indevidamente, sem estar de acordo com a Lei nº 9.610/98. Se incorreções forem encontradas, serão de exclusiva responsabilidade de seus organizadores. Foi realizado o Depósito Legal na Fundação Biblioteca Nacional, de acordo com as Leis nos 10.994, de 14/12/2004, e 12.192, de 14/01/2010.

Catalogação na Fonte
Elaborado por: Josefina A. S. Guedes
Bibliotecária CRB 9/870

B696a 2021	Bomtempo, Cláudio José Coelho
	Ajustando as velas ao vento: (metáforas para o amadurecimento) / Cláudio José Coelho Bomtempo. - 1. ed. - Curitiba : Appris, 2021.
	129 p. ; 23 cm.
	ISBN 978-65-250-1667-2
	1. Meditação. 2. Vida espiritual. 2. Envelhecimento. I. Título.
	CDD – 158.1

Editora e Livraria Appris Ltda.
Av. Manoel Ribas, 2265 – Mercês
Curitiba/PR – CEP: 80810-002
Tel. (41) 3156 - 4731
www.editoraappris.com.br

Printed in Brazil
Impresso no Brasil

Cláudio José Coelho Bomtempo

Ajustando as Velas ao Vento

(Metáforas para o amadurecimento)

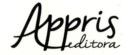

FICHA TÉCNICA

EDITORIAL
Augusto V. de A. Coelho
Marli Caetano
Sara C. de Andrade Coelho

COMITÊ EDITORIAL
Andréa Barbosa Gouveia (UFPR)
Jacques de Lima Ferreira (UP)
Marilda Aparecida Behrens (PUCPR)
Ana El Achkar (UNIVERSO/RJ)
Conrado Moreira Mendes (PUC-MG)
Eliete Correia dos Santos (UEPB)
Fabiano Santos (UERJ/IESP)
Francinete Fernandes de Sousa (UEPB)
Francisco Carlos Duarte (PUCPR)
Francisco de Assis (Fiam-Faam, SP, Brasil)
Juliana Reichert Assunção Tonelli (UEL)
Maria Aparecida Barbosa (USP)
Maria Helena Zamora (PUC-Rio)
Maria Margarida de Andrade (Umack)
Roque Ismael da Costa Güllich (UFFS)
Toni Reis (UFPR)
Valdomiro de Oliveira (UFPR)
Valério Brusamolin (IFPR)

ASSESSORIA EDITORIAL
Lucas Casarini

REVISÃO
Andrea Bassoto Gatto

PRODUÇÃO EDITORIAL
Bruna Holmen

DIAGRAMAÇÃO
Jhonny Alves dos Reis

CAPA
Sheila Alves

COMUNICAÇÃO
Carlos Eduardo Pereira
Débora Nazário
Karla Pipolo Olegário

LIVRARIAS E EVENTOS
Estevão Misael

GERÊNCIA DE FINANÇAS
Selma Maria Fernandes do Valle

A Patrícia Campos Bomtempo, minha companheira de viagem, que aceitou mergulhar fundo junto comigo, em águas tão profundas. Eu poderia navegar uma vida inteira na tormenta, vencer todas as tempestades, suportar ficar à deriva e até sofrer um naufrágio e sobreviver, mas nunca sem você...

Agradecimentos

Uma gota d'água no oceano pode parecer nada, mas sem essa gota ele é incompleto. Agradecer a tantas pessoas especiais, que me acompanharam no caminho prazeroso, mas solitário, da construção deste livro, tornaria o mar dos agradecimentos sempre incompleto... Então, na pessoa daqueles que, estando mais próximos, souberam compreender a profundidade do mergulho que esta obra exigiu, faço meu afago, carinhoso, como um rio que devolve em peixes saudáveis, todo carinho e cuidado de quem não polui, não desmata, não destrói o sonho do rio em virar mar... Agradeço também àqueles que nem sabiam diretamente da construção deste projeto, mas que, ao compartilharem seus ensinamentos, exemplos e motivação, auxiliaram-me na elaboração das ideias. Em especial meus pacientes, porque foi o sal dessa água marinha, unindo-se ao oxigênio do espírito de Deus, tornando possível a criação de pérolas e nutrindo o dom da vida.

A Deus, por me permitir sentir brotar, do fundo da alma, a voz que espanta o meu medo de navegar, que me prova a todo o momento que não estou só no paradoxal e deserto mar aberto. Por sempre me fazer enxergar o que existe apenas a poucos metros à frente de onde navego, o suficiente para não naufragar batendo em obstáculos, mas também o suficiente para que eu me atire nos braços da confiança de um Pai, que sempre conduz um filho em segurança até o final da viagem, mesmo que seja necessário o enfrentamento de algumas tempestades, que não te deixam enxergar além de poucos metros em alto-mar...

Agradeço à Patrícia, minha esposa, porque não foi fácil escutar, com sono, altas horas da madrugada, a leitura de meus textos e carinhosamente corrigir, sugerir e parabenizar. Em certa altura da viagem, corri o risco de naufragar e pedi a ela que, se algo me acontecesse, publicasse de alguma forma o que eu já tinha preparado. Mas ficariam sempre faltando estas palavras, que ainda não tinham sido escritas, e jamais este livro estaria pronto se eu não escrevesse: a tempestade passou! Obrigado, minha vida! Obrigado por mergulhar fundo comigo em águas tão profundas, apenas em apneia, confiando que no balanço dos erros e dos acertos estamos sempre em vantagem... Obrigado por continuar a navegar comigo.

A toda minha família (e isso inclui a minha sogra com status de mãe, Ivone, meus cunhados, Roberta e José Rubens, e meus sobrinhos, Guilherme, Daniel e Matheus), pilar principal da obra que Deus constrói com o dom da minha vida, que meu esforço e minha dedicação ao trabalho, ferramentas necessárias à realização de qualquer sonho digno, possam ter sido na dose certa, sem incomodá-los, por falta ou excesso, principalmente pelo tempo dispensado a cada momento. Em especial, Cláudio (*in memoriam*), Gabriel, Ana Clara e Fernanda. Vocês estão no meu coração e na minha mente por completo, não navegamos distantes nem sequer por um segundo, nem mesmo pelo tempo de uma testa franzida...

À minha querida irmã Cláudia, minha mãe, Sônia, e meu amado pai, José Silvério, em especial à minha mãe, que aprendeu e nos ensinou a navegar com maestria também após o *naufrágio*[43] de meu amado e inesquecível pai, tudo no seu tempo, na sua hora, no tamanho do seu amor... Que Deus as proteja de todas as tempestades e lhes dê bom tempo para navegar!

Aos meus amigos William Martins, Denise Medeiros, Joaquim Gamonal, Simone Barros, Gustavo Arruda, Gustavo Cardoso, Ronaldo e Paula Gabriel, Mauro e Patricia Oliveira, Mike Martins, Ede Wilson, Antônio Zacarias, Charles Lacerda, Carlos Rivelli, Rodrigo Almeida, Wesley Pires, Vânia Marta, Maria Alice e Evandro Eloi, Luiza e João Ícaro (adoro chamar todos de irmãos), que, de diversas formas, incentivaram-me a navegar sem esperar que eu trouxesse peixes para o jantar... A eles, minha eterna gratidão e amizade.

Ao Almirante Castro, tio emprestado, quem carinhosamente me ensinou na prática do velejar, o que era "cambar". Aprendi e levei para vida...

Aos meus eternos companheiros de formação na Faculdade de Medicina de Valença, turma 1993, de quem tanto sinto falta, e aos meus companheiros de especialização em Geriatria do NUGG do Hospital das Clínicas da UFMG, em especial o mestre, Dr. Edgar Moraes, que me ensinou a colocar a "cereja no bolo".

Às minhas referências espirituais cristãs, Padre Paulo Dionê, Padre João Henrique e toda família Aliança de Misericórdia, Janaina e João Abrão, a quem a religião nunca foi um limite, mas uma janela para conhecer o amor de Deus, uma corrente marítima de liberdade, que leva espontaneamente do mar ao oceano, e por onde todos nós podemos sempre navegar em paz.

Ao meu amigo e master coach, Tommy Nelson, um líder servidor americano, de coração verde e amarelo, que me auxiliou na primeira etapa de planos estratégicos de vida e agora. Amadurecido como uma ostra que aprendeu o processo da pérola, vem nos amparar nos projetos do segundo tempo... Sem você teria sido diferente. Com você tudo foi melhor e, com sua risada, tudo foi muito mais alegre e divertido... Obrigado! Estarei sempre pronto a servir conforme amorosamente aprendi com você...

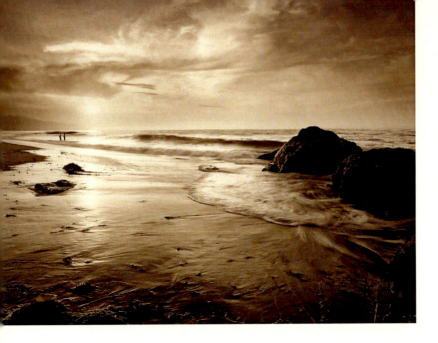

Prefácio

À medida que os adultos aprendem a dominar o processo de mudança em suas próprias vidas (como os marinheiros precisam aprender a ajustar as velas no mar aberto), eles encontram novas maneiras de renovar em suas vidas, suas famílias, seus locais de trabalho e sua cultura.

(Tommy Nelson)

Se realmente amamos a vida que Deus nos deu, como professamos, temos que encarar os desafios de cada fase, de cada estação, com seus ventos e suas tempestades, com coragem, fé inabalável e a habilidade de um marinheiro experiente.

Neste livro do meu querido amigo Dr. Cláudio Bomtempo, você ficará encantado ao descobrir que nunca é tarde para aprender a navegar melhor pelos ventos e tempestades da vida e, se o faz, com um pouco de maestria e um pouco de sorte você pode se tornar um sábio, bem como um adulto maduro, feliz e produtivo, ainda aprendendo e crescendo, mesmo quando você entra nos "anos dourados" da maturidade.

Nesta obra, meu amigo de longa data, Dr. Cláudio Bomtempo, oferece a você um verdadeiro "mapa dos mares da vida". À medida que você fica mais velho e mais sábio, pode ouvir uma voz dentro de você dizendo: "Com quem e com o que posso contar em um mundo tão incerto como o mundo de hoje?". Este livro fornece algumas respostas.

No século 21, poucos adultos sabem mapear com confiança os mares de suas vidas movidos pela tempestade. A tese deste livro é que, conforme os adultos aprendem a dominar o processo de mudança em suas próprias vidas (como os marinheiros precisam aprender a ajustar as velas em mar aberto), eles encontram novas maneiras de renovar suas vidas, suas famílias, seus locais de trabalho e sua cultura.

Fui criado nos Estados Unidos, mas passei a maior parte da minha vida na América Latina, uma terra que aprendi a amar e onde criei, orgulhosamente, meus sete filhos (e oito netos). Por aqui existe um ditado que diz que para ter uma vida completa, cada um de nós deveria ter um filho, plantar uma árvore e escrever um livro. Eu acrescentaria a essa lista: aprender a navegar espiritualmente em mar aberto...

Ao ler este livro você aprenderá a desfrutar dessa última habilidade, e ela te levará à última fase transcendental da vida, com graça e grande satisfação que, no mundo doente de hoje, está se tornando cada vez mais importante.

Recentemente iniciamos nossa luta contra uma pandemia e estaremos sempre navegando pelas águas profundas e tempestuosas do Coronavírus. Todos nós começamos a aprender a navegar por lugares onde nunca antes navegamos. A importância da população idosa, a necessidade de um número crescente de idosos participar de forma mais ativa, partilhando seus saberes e experiências com a geração mais jovem, nunca foi tão necessária, nem tão desafiadora.

Vivemos em uma cultura de consumo em que o foco está na juventude e toda a força, beleza e bravata que eles exalam. São os jovens que recebem a atenção da mídia, enquanto os mais maduros tendem a desaparecer na distância, de forma lenta, mas seguramente, como se sua contribuição fosse agora mínima. E para coroar essa humilhação a questão é: no final das contas, quem vai cuidar deles? A resposta é a mesma de sempre: todos precisam cuidar uns dos outros, como Jesus nos ensinou, e chegou a hora em que nossos queridos veteranos precisam ser valorizados e utilizados como os marinheiros experientes que são.

O objetivo deste livro é identificar habilidades e competências que podem capacitar os veteranos a conduzir os navios de suas vidas ao longo dos ciclos e estações da vida. O livro mapeia o vasto mar de experiências de navegação e fornece, em toda sua leitura, uma metáfora maravilhosa, na qual se pode aprender a usar os ventos da vida, como uma bússola, e motiva para prosseguir com vitalidade, habilidade e sabedoria pelas tempestades inevitáveis e desfrutar plenamente os "melhores anos de nossas vidas", prestando, cada vez mais, atenção à voz de Deus e ao seu "sábio interior".

Conheci o Dr. Cláudio depois de uma palestra que proferi para executivos em março de 2005, no Hotel Maksoud, em São Paulo. O tema foi como planejar sua vida e empresa para enfrentar as tempestades da vida. Depois, visitei sua cidade (Barbacena, em Minas Gerais), com meu amigo Sérgio Moreno, para realizar um workshop de três dias chamado LifePlan.

Durante esse retiro com o Dr. Cláudio, sua esposa e amigos, aprendemos sobre as fases e as estações da vida, e as transições práticas e existenciais que tudo isso implica. Enfim, lidamos juntos com a necessidade de nos reinventar no segundo tempo da vida. Em dada altura da imersão, pedimos a todos os participantes que visualizassem seu "sábio interior" e se imaginassem sentados com seu "velho sábio", com 80 ou 90 anos, e escrever uma carta para seu futuro "eu", na idade atual de cada um, e dar conselhos, com toda a sabedoria adquirida ao longo do tempo, para ajudar a navegar melhor suas vidas nos próximos 30 a 50 anos.

Os resultados desse exercício costumam ser bastante emocionantes, pois cada pessoa ouve as ideias mais profundas e simples de como navegar da melhor forma nos próximos anos. A maioria derrama algumas lágrimas ao ouvir a sabedoria de seus "sábios interiores", admoestando-as a aprender a ajustar as velas de seus navios e a se concentrar em investir mais tempo com as pessoas que amam, em família. Também falam da importância de desacelerar para saborear a vida em todo o seu esplendor, aproveitar para viver a vida de forma plena e não perder a preciosidade da vida se estressando e tentando fazer mais com menos, impressionando pessoas que eles nem conhecem ou que se importam tão pouco ou nada... A vida é curta, então temos que aprender rápido a curti-la cada vez mais, com o passar do tempo — e não o contrário.

Pela leitura cuidadosa deste livro escrito pelo meu querido amigo Cláudio, você poderá localizar onde está no mar aberto de sua vida e como navegar melhor, da melhor forma, nos próximos anos, com Deus como seu capitão. É muito provável que você esteja vivendo no meio de uma tempestade, sim, mas é exatamente nesse momento que a paz interior se torna mais importante, quando você tem menos certeza do que o futuro reserva. Há uma sábia frase que meu avô me ensinou: "Posso não saber o que o futuro guarda, mas sei Quem guarda o futuro".

Ao ler este livro com atenção, você será capaz de localizar onde você está no processo de mudança e quais habilidades de navegação são essenciais para projetar um futuro pessoal, familiar e espiritual gratificante, para deixar um legado que durará muito depois de você partir. Deus, enfim, está no controle de sua vida, da tempestade, de tudo.

A maioria dos adultos sabe muito pouco sobre os mares do segundo tempo de suas vidas, dos 40 aos 100 anos. Muitas vezes não têm expectativas realistas e ficam atolados em suas próprias decepções. Eles ficam sem sonhos e podem não ter a capacidade de imaginar sonhos novos. Alguns se sentem presos por suas decisões anteriores em relação aos parceiros de vida, família, educação, espiritualidade e carreira. A maioria se perde em uma longa jornada para a qual não foram treinados.

No século 21, a vida pessoal é mais complexa e mais frágil — um grande motivo para dominar a arte da navegação, viver com consciência e propósito, dia após dia, ano após ano. Boas intenções e trabalho árduo não são mais suficientes para garantir felicidade e sucesso duradouros no futuro. Os adultos de hoje precisam de mapas e bússolas para a jornada, com objetivos claros, caráter, competência e confiança para serem "líderes servidores" — em vez de procurarem ser servidos —, com o propósito de guiar a próxima geração aos seus sonhos e navegar com fé e confiança para seus próprios portos seguros.

Em meu país — os EUA — e aqui no Brasil, muitas vezes desperdiçamos nossos recursos humanos mais valiosos — os veteranos maduros da terceira idade — porque não promovemos seu aprendizado, seu desenvolvimento e sua utilidade contínua com seriedade e estratégia. Pesquisas abundantes descrevem e exploram os muitos aspectos da terceira idade, mas existe pouca sabedoria e conhecimento para ajudá-los a projetar e administrar suas próprias vidas — ajustar suas velas ao vento — a fim de converter seus últimos anos nos melhores, e até nos mais produtivos...

Este livro do Dr. Cláudio Bomtempo, um dos maiores especialistas brasileiros na área da qualidade interior da terceira idade, representa um esforço para fornecer essa tão necessária orientação e sabedoria. Ao lê-lo você não apenas desfrutará de seu dom de escrever, comparando a vida no mar com a vida no século 21 em um mundo VUCA (volátil, incerto, complexo e ambíguo), mas também explorará maneiras de navegar em seu próprio percurso de vida, construindo capítulos emocionantes na história de sua vida futura, gerenciando as transições e mudanças com clareza, treinando e aprendendo ao longo da vida, para viver uma vida esperançosa por antecipação, cheia de experiências positivas — não negativas —, e dominando a arte de se reinventar, contribuindo para suas famílias e a sociedade como um todo.

Um alvo principal deste livro é que os adultos maduros de hoje podem e devem ser permissíveis e animados a fornecer para nossa sociedade um senso contínuo de coesão e renovação, através das tempestades da vida, que a próxima geração terá que enfrentar. Ninguém afirmou isso melhor do que John Gardner, professor e consultor norte-americano que inspirou milhões, bem como aconselhou cinco presidentes americanos ao longo da segunda parte do século XX. Gardner afirmou em seu livro *Renovar para vencer*: "Se uma sociedade espera renovar-se, terá que proporcionar um ambiente hospitaleiro para homens e mulheres criativos e experientes. Ela também terá que fornecer às pessoas a capacidade de se reinventar, numa sociedade inovadora de verdade... Sabemos que homens e mulheres não precisam cair na complacência de mente e espírito que muitas vezes acontece na meia-idade. Eles não precisam continuar com a resiliência da juventude e da capacidade de aprender e crescer. Se reinventar é possível".

Aproveite esta oportunidade que o Dr. Cláudio está lhe oferecendo por meio de seu livro e reinvente-se. Permita-se sentar com o capitão-mor do navio da sua vida, Jesus, para ouvi-lo, junto ao seu "sábio interior", nas palavras de Carl Jung, enquanto você navega os anos mais felizes e produtivos de sua vida: os próximos!! Até a própria neurociência hoje comprova que os anos mais produtivos e satisfatórios do ser humano são as décadas dos 50 até os 80 e além! (Faça uma busca no Google se você não acreditar!).

Este livro não evita as questões do envelhecimento capitão-mor ele pressupõe que você estará vivendo em um mundo onde a mudança constante predomina sobre a ordem e a previsibilidade, tal como o marinheiro em tempos instáveis. A partir de agora você terá cada vez mais opções, oportunidades, informações, aprendizagem, orientação global e muito mais, e cabe a você navegar com habilidade e sabedoria.

Outro objetivo deste livro é fornecer informações relevantes e precisas ao leitor para ajudá-lo a compreender os contornos de suas vidas no mar aberto como ele é vivenciado hoje. Cada um de nós, individualmente, e todos nós, coletivamente, devemos tornar-nos responsáveis por navegar com nossas realidades pessoais, sociais e espirituais. O futuro nos apresenta mais liberdade e complexidade do que pedimos ou desejamos, mas aqui estamos!

Acredito que essa obra do Dr. Cláudio será uma luz e seu caminho, um farol no horizonte, mais do que o suficiente para ajudá-lo a desenhar seus caminhos de vida, muito além do destino que a maioria de nós imagina. Para quem busca mediocridade no segundo tempo de sua vida, talvez este livro não seja o indicado!

Bem-vindo à melhor parte da jornada de sua vida: o segundo tempo! Quando o jogo – como em uma boa partida de futebol – é o mais emocionante e quando os resultados são definidos. A decisão de navegar esse mundo novo e ainda "normal", a partir de agora, realmente está com você!

Com muito carinho,

Tommy Nelson

Coach e consultor para a segunda metade da vida

Sumário

INTRODUÇÃO 19

-1- COMO LER ESTE LIVRO 21

-2- LEGENDA METAFÓRICA 23

-3- AJUSTANDO AS *VELAS* 31

-4- APRENDENDO A *NAVEGAR* 37

-5- O DESTINO DA *EMBARCAÇÃO*. 43

-6- QUANDO O *MAR* ESTÁ CALMO. 45

-7- QUANDO O *MAR* ESTÁ AGITADO!. 49

-8- QUANDO O *BARCO* FICA À DERIVA. 55

-9- HOMEM AO *MAR*!. 59

-10- *LANTERNA DOS AFOGADOS*. 65

-11- ESTAR PREPARADO PARA AS *TEMPESTADES* EM *ALTO-MAR* . . 67

-12- NÃO BASTA TER UMA *CARTADE NAVEGAÇÃO* 69

-13- APRENDA A ESCUTAR O QUE O *MAR*[37] ESTÁ DIZENDO 73

-14- LEVE SÓ O NECESSÁRIO PARA A VIAGEM. 77

-15- APROVEITE A *VIAGEM* 81

-16- ELE PILOTA, VOCÊ CURTE A *VIAGEM*! 85

-17- NÃO DÁ PARA MUDAR OS VENTOS, MAS DÁ PARA AJUSTAR AS *VELAS*... 89

-18- SE PRECISAR, SAIBA QUEM ABRE OS *MARES* PARA VOCÊ PASSAR... 93

-19- CUIDADO COM OS *ICEBERGS!* 99

-20- JAMAIS SUJE A ÁGUA DO *MAR*, AINDA QUE VOCÊ PENSE QUE ESTÁ NAVEGANDO SÓ... 103

-21- *BARCO* NO *ESTALEIRO*, CUIDADO COM OS REPAROS........ 107

-22- E SE O *VENTO* VIRAR?.................................... 111

-23- O *MAR* E O *VENTO* 115

-24- JAMAIS SE ESQUEÇA DE AGRADECER AO DONO DO *MAR* A SUA PERMISSÃO PARA *NAVEGAR* 117

-25- VAMOS QUEIMAR OS *BARCOS?* 121

-26- EPÍLOGO 125

-27- FINAL... 127

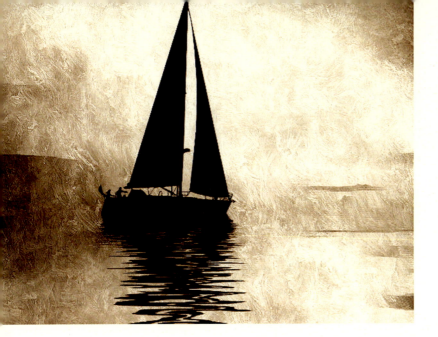

Introdução

> E, entrando ele no barco, seus discípulos o seguiram; E eis que no mar se levantou uma tempestade, tão grande que o barco[9] era coberto pelas ondas; ele, porém, estava dormindo. E os seus discípulos, aproximando-se, o despertaram, dizendo: Senhor, salva-nos! que perecemos. E ele disse-lhes: Por que temeis, homens de pouca fé? Então, levantando-se, repreendeu os ventos e o mar, e seguiu-se uma grande bonança. E aqueles homens se maravilharam, dizendo: Que homem é este, que até os ventos e o mar lhe obedecem?
>
> (Mateus, 8 23,27)

Jesus sempre usava metáforas para fazer-se entender plenamente. Como sempre, Ele era paradoxal para o seu tempo. Poderia dizer diretamente, mas preferia provocar em cada pessoa um raciocínio que as fizesse pensar antes de entender porque, para entender, precisariam passar pela rota da reflexão, pelo caminho da autoconsciência, pela via do desarmamento, pela flagrante percepção da total ignorância do tamanho do amor de Deus por nós.

As metáforas, por serem subjetivas, remetem-nos aos nossos dramas e são interpretadas segundo o viés de nossas aflições ou desejos mais urgentes, como no texto do início desta introdução, em que Jesus poderia simplesmente ter acordado sozinho e feito o que fez antes mesmo da tempestade começar a ficar perigosa. Mas acordar Jesus no meio da *tempestade*[70] é uma metáfora maravilhosa! Quando dormimos, nossa alma repousa em Deus. Jesus fazia exatamente isso: permanecia em Deus. Ele poderia ter dito: "Não posso, estou dormindo", ou "Não posso, estou conversando com o Pai", e poderia, sem falar nada, apenas mandar acalmar o *mar*[37] e a *tempestade*[70], mas não agiria como um pai que a todo o momento ensina seus filhos, seja por metáforas, parábolas ou diretamente falando olho no olho.

Ele queria que nós parássemos para pensar onde estar quando a *tempestade*[70] forte viesse. Em que parte da *embarcação*[24] buscar a resposta para fazer parar o *vento*[76] forte indesejado, enfrentar a *tempestade*[70], o sentir-se *mareado*[39], o controlar do *frio*,[29] o calor,[1] como desviar dos *icebergs*,[31] dos *bancos de areia*,[8] superar as *ondas*,[53] vencer os *tsunamis*[73] e suportar as *cargas*[17] que levamos a bordo... Só pela provocação ativa e, ao mesmo tempo, subjetiva, de uma metáfora, podemos ser suaves e extremamente profundos, provocar e, também, amenizar dramas necessários ao nosso crescimento. Ao mesmo tempo, Jesus faz exercitarmos a humildade ao percebermos que, sem Ele, pereceremos.

Pode parecer que é um abuso por parte de Jesus deixar a situação chegar a esse nível, mas é um exercício de fé e que demorou mais tempo para ser atendido quanto se demorou para acordá-lo. E o que fez demorar para acordá-lo foi a falta de humildade e de fé. A nossa incerteza de que Ele era capaz de resolver o problema e fazê-lo tão rapidamente... Bastava compreender a metáfora: "Acorda tu que dormes".

Este livro foi criado como uma grande metáfora do amadurecimento, em que a intenção não é a da compreensão literal das palavras metafóricas, mas do contexto delas, no qual elas se tornam apenas chaves que abrem portas codificadas de nossa mente, facilitando nossa formação de pensamento positivo.

Assim, deixe que seu pensamento utilize as metáforas para *navegar*[50] na direção do que o seu espírito precisa viver: buscando o *norte*.[51] **À medida que se acostumar com os conceitos criados para as palavras em itálico (que tem propositalmente sentido metafórico), você compreenderá mais facilmente o contexto das mensagens.** Lembrando que assim como a metáfora do "acordar Jesus", todas as mensagens aqui contidas têm a intensão do despertar para o amor e para o bem e podem ser extremamente transformadoras a partir da fé de cada um.

Então solte sua *embarcação*[24] nessa *calmaria*.[14] Esta *viagem*[78] pode te ensinar, num paradoxo característico da vida cristã, que também navega bem em *mares traiçoeiros*[38], quem aprende a *navegar*[50] na *calmaria*,[14] sabendo onde está o *motor do barco*[41] e o que ele é capaz de fazer por nós, inclusive podendo nos levar a *navegar*[50] em águas mais profundas[2]...

–1–

Como ler este livro

A ideia essencial deste livro é que as mensagens enviadas ao seu pensamento provoquem reflexões positivas por meio de gatilhos ou insights deflagrados instintivamente, por palavras e situações subjetivas. Esse mecanismo deve ter a capacidade de provocar reflexões que nos auxiliem a compreender melhor a difícil arte de amadurecer...

Daqui para frente você deverá perceber que as palavras em *itálico* sempre trarão um sentido duplo. Queremos alertar para que você, leitor, considere essas palavras como parte de uma metáfora, relacionada ao título do livro: "Ajustando *velas*[74] ao *vento*[76]". Assim, aproveitando o próprio exemplo do título: você pode notar que as palavras "velas" e "vento" estão em itálico, com números de referências junto às palavras, e sabendo pelo dicionário metafórico o significado subjetivo da palavra destacada, você interpretará a sua maneira, com o viés da seguinte sugestão: Ajustando *velas* **(nossa espiritualidade; nossa mente inconsciente; nosso inconsciente; nosso corpo sutil)** ao *vento* **(nossa motivação, para o bem ou para o mal, aquilo que nos empurra para frente ou para trás; surpresas da vida).**

Logicamente, como se tratam de metáforas, a interpretação de cada palavra é atribuição de quem a contempla, e o dicionário metafórico tem a intensão de direcionar o pensamento para o lado positivo do pensamento. Isso torna a leitura extremamente agradável e criadora de harmonia entre os pensamentos e as possibilidades de autoaprendizagem. As lições de vida construídas dentro de si engrandecem o ser e suas conclusões sobre a necessidade de amadurecer diante dos desafios que a vida nos disponibiliza amorosamente.

Para que você aproveite ainda mais a leitura, sugiro que dê uma primeira lida em todo o dicionário metafórico (por isso foi colocado no início do livro). Basta uma leitura para que você, quando passe pelas palavras em *itálico*, lembre-se de deixar seu pensamento buscar os conceitos sugeridos. Quando tiver dúvida da interpretação volte ao dicionário metafórico. Isso vai se tornar menos necessário à medida que a leitura evoluir e os conceitos estiverem sedimentados em sua mente. Boa viagem![78]

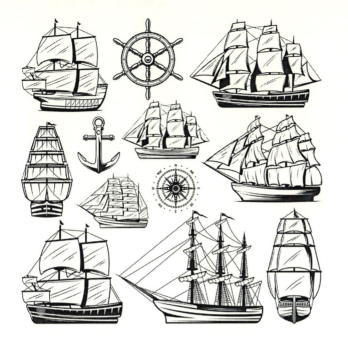

Legenda metafórica

O mar parece uma metáfora óbvia: onde existe mar existe vida. Mas sem preparo ninguém sobrevive muito tempo; nem acima, nem abaixo dele...

(Cláudio Bomtempo)

1. Água potável - O bem que existe dentro de cada um. Aquilo que falamos, expressamos, comunicamos, que é bom e faz bem a quem recebe. Tudo aquilo de bom que mata a sede de bem.

2. Águas mais profundas - Idade mais avançada.

3. Águas menos profundas - Idade jovem ou adulta.

4. Águas rasas - Vidas superficiais, sem objetivo claro, sem comprometimento.

5. *Alto-mar* - Idade avançada.

6. *Assoalho do barco*[9] - Onde nós pisamos, o que está logo abaixo dos nossos pés ou do nosso corpo. Nossos sapatos.

7. *Atracar, atracado* - Ficar parado aguardando ordem para seguir em frente. Permanecer por algum tempo imóvel, sem ação.

8. *Bancos de areia* - Empecilhos fixos. Empecilhos que diminuem ou aumentam de tamanho, mas sabemos que estão lá mesmo quando não os vemos.

9. *Barco* - Parte física da embarcação.[24] Você sem comando. Você sem seu espírito. Parte sua que obedece à sua alma ou ao seu espírito. O corpo. Da embarcação,[24] o que não é o comandante.

10. *Barco à deriva, à deriva* - Viver sem rumo. Perder as esperanças. Não saber para onde vai. Estado de depressão.

11. *Beleza, o belo* - Tudo que é ou recorda a presença de Deus.

12. *Boia* - Auxílio. Situação temporária adversa. Amparo que permita permanecer na luta por mais algum tempo.

13. *Bússola* - Oração. Entrar em contato com o *norte* ou com os outros pontos cardeais. Entrar em sintonia com Deus. Instrumento de navegação pelo qual chegamos ao nosso rumo. Oração ou sentimento amoroso que nos coloca no rumo certo.

14. *Calmaria* - Tempo de espera. Período de tempo em que nada de tão significativo acontece aos nossos olhos. Período que antecede momento de intensa agitação.

15. *Calor* - Irritação, raiva, impaciência. Sentimento de rispidez.

16. *Cambar* - Mudar a direção dos pensamentos e/ou ações com o objetivo de contornar os obstáculos da vida. Driblar os empecilhos. Mudar o foco. Olhar fora da caixa. Redirecionar o pensamento. Reformular um objetivo. Avançar contra um obstáculo sem enfrentá-lo de frente.

17. *Cargas* - Tudo de positivo ou negativo que se traz na memória ou tudo de material que se é capaz de acumular durante a vida.

18. *Carta de navegação* - Palavras de Deus. Bíblia. Escrituras. Textos que deem o destino em Deus.

19. *Comandante de embarcação, comandante* - A alma. O espírito. A mente. Da embarcação,[24] o que não é o barco.[9]

20. *Combustíveis adequados* - Alimentos saudáveis. Alimentos orgânicos. Alimentos ecologicamente corretos.

21. *Combustíveis impróprios* - Drogas lícitas e/ou ilícitas. Alimentos inadequados ou quantidades inadequadas de alimento.

22. *Construtores das embarcações*[24] - Pais biológicos ou não. Genitores. Tutores. Formadores, educadores, mentores.

23. *Correnteza* – Automotivação. Sequência de motivos bons que nos impulsionam a favor do sentido da vida.

24. *Embarcação, embarcações* - Conjunto: *barco*[9] + comandante do barco.[19]

25. *Embarcado* - Encarnado. Vivendo o tempo de vida. Enquanto vive o dom da vida dado por Deus.

26. *Espuma* - Raiva. O que sobra de um atrito e que o tempo se incumbe de dissolver.

27. *Estaleiro* - Local ou situação de reparo. Local de cura, reconstrução, manutenção, meditação, oração pela cura.

28. *Frente fria* - Mudança repentina e desfavorável que traz reações negativas e isolamento. Início de um estado de solidão.

29. *Frio* - Solidão, medo, tristeza. Sentimento de menos valia.

30. *Fundo do mar* - Ir para Deus. Estar na presença de Deus. O que vem depois da morte. O destino após a morte. Desencarnar.

31. *Icebergs* - Grandes empecilhos que se movimentam em nossa vida. Empecilhos que parecem pequenos, mas são profundos e densos no interior. Empecilhos escondidos que muitas vezes apresentam apenas sua ponta como pequeno obstáculo. O caráter difícil de certas pessoas.

32. *Ilhas desertas*[32] - Territórios de ninguém. Vida vazia. Ambiente de futilidade. Pessoas superficiais que não contribuem para o crescimento humano de ninguém. Vivência isolada com o pouco que tem. Territórios a serem povoados, vidas a serem preenchidas.

33. *Ilhas povoadas* - Aqueles que já se comprometeram com o outro, amorosamente ou apenas por compromisso. Casais. Parceiros. Vida dividida com alguém, com ou sem felicidade.

34. *Lanterna dos afogados* - Desespero, etapa que antecede ao afogamento ou ao salvamento. Local ou situação menos insegura após o desespero. Situação ou local de espera por socorro. Local de solidão, de exílio. Fim da linha para os pessimistas. Início da vida para os otimistas.

35. *Leme* - Suas pernas ou braços. Algo que dá direção ao seu caminho.

36. *Mar agitado* - Ritmo de vida incompatível com a saúde e qualidade de vida. Excessos da vida cotidiana. Sobrecargas tensionais físicas ou psíquicas.

37. *Mar ou rio* - Nossa vida. O tempo virtual. Onde a vida acontece. Nossas comunidades (virtuais ou não). Nosso trabalho. Nosso planeta. O rio é jovem, o mar é adulto.

38. *Mar traiçoeiro, maremoto* - Situações de risco armadas pela vida ou pelo inimigo. Ciladas da vida.

39. *Mareada* - Ficar enjoada com a vida e/ou situações adversas, cansada, saturada, tonta.

40. *Maresia* - Efeito do tempo sobre nossas almas e nosso corpo. Corrosão da alma pela falta de cuidado com a espiritualidade e com o corpo.

41. *Motor do barco* - Coração.

42. *Motores propulsores* - Motivação que vem do coração humano e nos move para frente.

43. *Naufragar, naufrágio* - Morrer ou estar muito próximo da morte.

44. *Navegação astronômica* - Viver sabendo onde se está. Saber claramente qual a sua missão de vida, qual sua posição diante da humanidade. Viver com espiritualidade.

45. *Navegação de cabotagem* - Viver modelando aquelas experiências de vidas que deram certo. Viver se orientando pelas boas e seguras referências de sucesso na vida. Seguir os bons exemplos que nos levam ao caminho da perfeição.

46. *Navegação marítima costeira* - Quando a referência para navegar está expressa em ícones terrestres ou pontos referenciais, como os santos, líderes espirituais ou não e pessoas de bem.

47. *Navegação marítima oceânica* - Quando a referência para se viver vem direto de Jesus ou de Deus. É a forma de viver conectado direto com o Pai.

48. *Navegação marítima* - Ter a "manha" de viver. Saber contornar e superar as dificuldades de viver sem tirar o olhar do coração de Deus.

49. *Navegação por estimativa* - Viver norteado pelos textos da Sagrada Escritura.

50. *Navegar, naveguei, navegando, navegou* – Viver, vivido, vivendo, vivido. Passar com o *barco*[9] da vida sobre o mar das incertezas, com todas as circunstâncias que envolvem o navegar.

51. *Norte* - Direção de Deus. Onde se mira para encontrar a Deus.

52. *Oceano* - Lugar mais próximo de Deus. Para onde todo o rio vai ou volta. Quando a vida se torna plena. Os braços de Deus.

53. *Onda* - Sequência de coisas boas ou ruins que podem mudar o curso da vida.

54. *Peixes* - Coisas boas, conquistas, alimento.

55. *Perfeição* - A presença de Deus.

56. *Píer* - Famílias. Grupo de familiares que são a base para o plano de Deus para a humanidade. Relações familiares. Convivências amorosas e/ou fraternas.

57. *Pontos referenciais* - Vida dos santos, dos mártires, dos líderes do bem, dos ícones de uma vida de sucesso, em qualquer segmento de vida ou da espiritualidade.

58. *Porto seguro* - Presença de alguém que inspira confiança e segurança. Local ou presença de alguém que nos faz sentir capazes de descansar para recomeçar ou continuar a viagem. Apoio humano. Situação tranquila, mas não definitiva, em que se sente protegido.

59. *Prático* - Intercessor, mentor, santo, orientador espiritual, guru, coach, terapeuta, médico, amigo, referência de pessoa evoluída, sobretudo, espiritualmente.

60. *Próxima viagem* - Próximo período de vida ou fase de vida, próxima dimensão ao lado ou não de Deus.

61. *Rádio* - Forma de comunicação. Busca-se contato com Deus, oração. Pedir ajuda. Veículo de comunicação. Capacidade de comunicação.

62. *Recuo da onda do mar* - Ir ao sentido contrário da missão de vida. Recuar diante dos desafios. Retroceder diante das dificuldades. Desistir sem uma forte razão.

63. *Remar* - Esforçar-se para viver. Empregar virtudes e força de vontade para vencer os desafios de viver.

64. *Remo* - Ferramenta usada para manter-se vivo. Em geral, todas as virtudes.

65. *Resgatar, resgatado* - Receber ajuda de alguém que lhe quer bem. Retirado de uma situação de risco. Ajudar alguém a superar uma situação difícil.

66. *Resgate* - Devolver o sentido da vida.

67. *Resgate imediato* - Milagre. Graça inesperada, mas desejada. Socorro nas aflições de forma rápida e consistente.

68. *Ressaca* - Arrependimento. Reflexão de um fato acontecido que provoca mal-estar, desconforto.

69. *Sol* - O essencial que permite a vida humana. O sopro de vida. Dom da vida dado por Deus. O que dá certeza de estarmos em condição de viver.

70. *Tempestades* - Dificuldades. Períodos de tristeza. Dor. Perdas, angústias, medos, traumas, limitações.

71. *Terra firme* - Lugar seguro. Presença de Deus. Presença segura da pessoa amada. Presença de quem lhe quer bem e transmite confiança. Família unida. Situação positiva e definitiva de paz.

72. *Tripulantes* - Pessoas mais próximas. Pessoas amadas. Pessoas que dependem de você. Pessoas de quem você depende. Pessoas que são parceiras na busca da sua felicidade. Família.

73. *Tsunami* - Grande acontecimento negativo. Situação de grande risco, porém não definitiva. Grande acontecimento antecedido por situação tranquila ou indiferente.

74. *Velas* - Nossa espiritualidade. Nossa mente inconsciente. Nosso inconsciente. Nosso corpo sutil.

75. *Vento impetuoso* - Espírito Santo.

76. *Vento* - Nossa motivação, para o bem ou para o mal; aquilo que nos empurra para frente ou para trás, surpresas da vida.

77. *Vento traiçoeiro* - Situação motivacional que apenas parece ser positiva. Cilada.

78. *Viagem* - A vida. Viver a vida. Tempo de vida.

79. *Zarpar, zarpam* – Nascer, nascem. Iniciar uma jornada. Aflorar. Desabrochar para alguma coisa. Partir para um novo desafio na vida. Florescer.

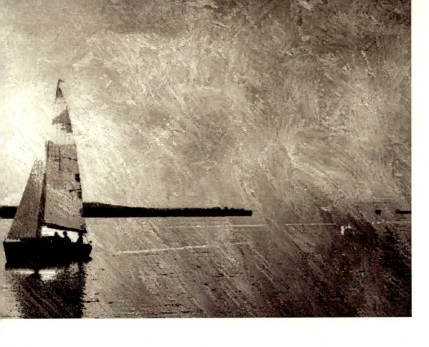

– 3 –
Ajustando as *velas*[74]

> *A Razão e a Paixão são o leme e as velas da alma navegante. Sem ambos ficarias à deriva ou parado no meio do mar. Se a razão governar sozinha será uma força limitadora. E uma Paixão Ignorada é uma chama que arde até sua própria destruição.*
> (Khalil Gibran)

Ajustando as *velas*[74]

Passamos nossa vida nos preparando para o dia que não chega. Sonhamos com o dia em que seremos plenamente felizes. E colocamos datas para a chegada da nossa felicidade. Isso acontece ao longo de toda nossa *viagem*.[78] Sonhamos com o dia em que deixaremos de ser apenas adolescentes e passaremos a ser adultos e aí, independentes, seremos felizes.

A maioridade vem e nossa felicidade não chega. Sonhamos, então, com a felicidade a partir do dia em que nos formarmos. A formatura vem e continuamos esperando algo mais. Sonhamos, então, com a felicidade no dia em que nos casaremos. Casamo-nos e a felicidade que muitos esperam se apresenta de forma fugaz e nos obriga a continuar esperando por ela de forma completa.

Sonhamos, daí, com a nossa felicidade a partir do dia em que comprarmos a nossa casa própria. A casa vem, o carro vem, os móveis vêm e a felicidade nada de aparecer de forma definitiva. Esperamos, então, pelo dia, em que um filho venha trazer a tão esperada felicidade. Os filhos vêm e vão formar suas próprias famílias e a tal felicidade parece escorregar por entre os dedos.

Esperamos pela nossa aposentadoria, pois temos certeza de que por não termos que trabalhar a vida toda, seremos plenamente felizes. A aposentadoria chega e a felicidade não, porque nos sentimos inúteis e desprestigiados diante de uma sociedade que culturalmente valoriza o trabalho como sinônimo de poder e prestígio.

Assim, passamos nossas vidas colocando metas de felicidade baseadas em datas e eventos naturais que só interferem de forma momentânea e superficial na real felicidade. É por isso que tantas pessoas estão adoecendo precocemente, separando-se, suicidando-se, deprimindo-se com facilidade e vivendo como verdadeiros zumbis diante da falta de perspectiva e sentido claro para suas vidas. A felicidade não tem hora marcada, não vem com data de fabricação nem de validade. Não pressupõe ser desejada para ser alcançada, mas necessita ser conquistada em fragmentos para se tornar, ao longo da vida, algo que faça sentido. Aliás, a vida não tem sentido! (Não se assuste, ainda não terminei meu raciocínio). Nós é que damos sentido à vida que Deus nos deu...

Essa condição é que nos faz fugir tanto da felicidade que buscamos, mesmo tentando com todo esforço. É que para ser feliz é necessário mais do que empenho, é necessário se empenhar na direção certa, só que, muitas vezes, confundimo-nos, colocamos o prazer como sinônimo de felicidade e esquecemos que felicidade é um fragmento, não um todo.

Felicidade não é o sorriso de alguém que recebe um bilhete de amor sincero de outra pessoa. Isso é apenas um fragmento... A verdadeira felicidade está em juntar vários desses fragmentos e construir algo maior para retribuir o dom da vida a Deus. Sim, a felicidade passa por construir algo de bom e verdadeiro a partir do que recebemos, sem esperar nada em troca, isto é, por amor.

Cada dia me convenço mais de que a verdadeira felicidade não é apenas sentida naquele momento em que fazemos algo por alguém sem esperar nada em troca (esse momento é muito agradável também). Ela está no momento em que alguém, reconhecendo que assim o fizemos, retribui-nos com seu amor e fidelidade de intenções e gestos. Porque este é o princípio cristão: dar a vida por amor! Mas como caminhar nessa direção? Como *navegar*[50] nesse imenso *oceano*[52] de aventuras humanas, onde muitas vezes sobrevivem apenas aqueles que usam a força das mãos e não a do *motor do barco*[41] para *navegar*[50]?

A resposta pode vir para aqueles que forem capazes de decifrar o enigma da sua própria mente. A vida nos questiona a todos os momentos: você está preparado para ser vivido por mim? Essa pergunta é feita pela vida, traduzida de diversas formas. Ela nos pergunta, por exemplo, se estamos preparados para viver um grande amor. Passamos a nossa vida torcendo para entendermos que é chegada a hora, que é aquela a pessoa ideal para se viver um grande amor... E a vida nos pergunta friamente: você já ajustou as suas *velas*[74] para poder viver verdadeiramente um grande amor? Sim, porque quem quer viver um grande amor tem que ajustar as *velas*[74] para vivê-lo.

O amor verdadeiro nasce por transbordamento. É preciso transbordar de amor para atingir o outro, é preciso transbordar fidelidade para receber a confiança do outro, é preciso transbordar o desejo de construir a caminhada junto com alguém, é preciso transbordar o desejo de fazer alguém feliz e atingir com um olhar puro, profundo e sincero, o olhar do outro que procura, às vezes desesperadamente, encontrar, ainda que as migalhas, desde transbordamento. Ajustar as *velas*[74] para encontrar esse amor é tão necessário quanto encontrá-lo. O ajuste das *velas*[74] já é a busca por ele, porque ao nos prepararmos para essa *viagem*[78] rumo a um grande amor, estamos nos tornando melhores, mais próximos de quem, no fundo de nossas almas, desejamos encontrar.

Ao se ajustar as *velas*[74] ou *navegar*[50] transbordando amor pela *viagem*,[78] estamos definindo o quão longe desejamos ir nesse *mar*[37]. Ajustar as *velas*[74] significa criar dentro de si uma condição propícia para desfrutar dos melhores *ventos*[76] dessa *viagem*,[78] de preparar-se para a força com que o *vento*[76] virá de encontro a nós.

É claro que ao ajustarmos as *velas*[74] também estamos conhecendo de perto o seu estado, a sua textura, sua capacidade de ser ou não flexível. E você sabe, quanto mais flexível no sentido do *vento*[76] e resiliente for uma *vela*, maior a chance de nos levar mais longe e de forma mais tranquila.

É preciso conhecer e conhecer bem o limite de nossas *velas*[74], aprofundarmo-nos nos detalhes que nos trouxeram até aqui nessa *viagem*,[78] detalhes que, muitas vezes, ficam escondidos no nosso íntimo, como verdadeiros alarmes-com-sensor-de-presença, que disparam facilmente numa autossabotagem que não nos permite evoluir, mas nos agarram ao chão. Muitas vezes, são erros do passado, omissões, consentimento com situações em que a coragem simplesmente nos faltou. Muitas vezes, nossos pais – e aqui não se trata de culpados, mas responsáveis inconscientes pela nossa autossabotagem –, são os precursores de *naufrágios*[43] previamente anunciados.

Um exemplo comum é o filho que não consegue sair de casa depois dos 30 anos de idade porque, na infância e na adolescência, foi superprotegido e encontrou conforto e segurança excessiva. Por essa experiência de superproteção, ele não permite lançar-se ao *mar*[37] de experiências que a vida, amorosamente, disponibiliza. E a todo o momento em que o desejo de crescer como pessoa lhe vem à cabeça, lembra-se também que não foi capaz de quebrar o vínculo familiar, quanto mais será capaz de criar sua própria família.

O resultado são pessoas altamente frustradas, que quando se aventuram, apesar do medo, a uma vida a dois, não suportam ver no outro alguém diferente de seus pais-perfeitos e passam a sabotar os relacionamentos. É preciso ajustar as *velas*,[74] ser flexível consigo mesmo e com os outros se quisermos ir mais longe. Essa *viagem*[78] é um grande aprendizado, jamais seremos perfeitos, mas não tentar ser melhor também não é inteligente.

Vivemos numa contínua busca pelo dia em que nossa felicidade irá chegar. Esquecemo-nos da primeira lição, que é ajustar as *velas*,[74] e elas estão em nós, são responsáveis por nosso destino final.

Você já percebeu que quando se muda o mínimo de uma direção no início de um deslocamento, que a princípio pode parecer insignificante, o resultado final desse deslocamento é completamente diferente e distante do que se poderia esperar? Pois essa é a importância de se ajustar bem as *velas*![74] Qualquer pequeno detalhe em nossa trajetória pode nos levar a destinos jamais desejados.

Ajuste suas *velas*,[74] cuide dos detalhes que são fundamentais para esta *viagem*,[78] use *combustíveis adequados*.[20] Lembre-se de que quando se sai de um *porto seguro*[58] tudo já deve estar checado. Em *alto-mar*[5] não se tem tempo para ver os detalhes das *velas*,[74] elas estarão em pleno funcionamento, preocupadas em te levar o mais longe possível e desejável. E você precisa delas ajustadas ao *vento*,[76] não a você...

O que se segue é uma contribuição metafórica para que o destino da *viagem*[78] seja evidenciado e jamais esquecido. Para que a rota tenha sempre como destino o *norte*.[51] Que o trajeto nos apresente *correntezas*[23] que facilitem nosso *navegar*[50] e nos coloquem no rumo certo toda vez que dele nos distanciarmos.

Eu estava ali, sentado sobre as pedras, um pouco afastado da água, mas o suficiente para ver de perto o quebrar das *ondas*[53] no encontro com as grandes pedras que cercavam parte daquela pequena península formada na praia. O som do *mar*[37] parece nos hipnotizar! As imagens das *espumas*[26] que se separam da água e voam por sobre as pedras parecem contribuir para isso. Parecem competir entre si para ver quem vai mais longe e parecem pedir ao *mar*[37] que as empurre cada vez mais alto e cada vez mais distante na direção contrária ao *mar*[37]... Eu olhava cada detalhe daquele momento, cada desenho que a *espuma*[26] fazia quando as *ondas*[53] se acalmavam. Elas formavam desenhos que eu jamais poderia entender, e mesmo antes de decifrá-los já se transformavam em outros e outros e outros...

Foi quando apareceu um pequeno *barco*[9] de madeira, provável fruto de uma brincadeira de um pai com seu filho na beira da praia e que se perdeu em meio às *ondas*.[53] Comecei a me ver como se fosse aquele *barco*[9] e a fazer disso um exercício de empatia, colocando-me no lugar dele, naquele belo cenário criado pela *perfeição*.[55] Olhei os diversos atores envolvidos na cena e então me senti uma verdadeira *embarcação*.[24] Lembrei-me de que, talvez, escolhera o momento errado para me tornar uma *embarcação*,[24] já que aquele pequeno *barco*[9] estava a passar por momentos difíceis diante da proximidade com as pedras e da força do *mar*[37], impulsionada pelo *vento*[76] desfavorável.

Transportei-me em pensamento para o lugar da *embarcação*.[24] Comecei a viver momentos de grande agonia e medo. As *ondas*[53] me jogavam para as pedras e elas permaneciam firmes. O *vento*[76] soprava na direção das pedras e entre elas estava eu, lutando contra a força do *vento*[76] e contra a proximidade da dureza das pedras... Meu *naufrágio*[43] estava traçado se eu não conseguisse me deslocar contra a maré e me afastasse das pedras, mas o *vento*[76] era meu carrasco. Nada fazia para me ajudar! Pelo contrário, até assobiava, parecendo caçoar de mim...

Comecei a criar as imagens do meu *naufrágio*[43] em minha mente. Elas se tornavam cada vez mais reais à medida que eu as alimentava.

Meu *leme*[35] já não respondia mais aos meus comandos. Minha *embarcação*[24] estava à deriva,[10] sem saber usar o *rádio*[61] e num *mar traiçoeiro*...[38] Do meu ponto de visão a coisa estava desesperadora, porque eu não entendia que o tamanho do meu *barco*[9] nem a da minha incapacidade em pilotá-lo, fazia o *mar*[37] parecer ainda maior e as pedras, maiores e mais duras...

Cheguei ao limite, queria desistir do exercício de empatia, mas não podia abandonar a *embarcação*[24] ali, com a *tripulação*, pronta para *naufragar*.[43] Restou-me tentar usar o *rádio*,[61] provavelmente para dar uma localização de onde encontrariam os naufragados. Mexia em todos os botões enquanto gritava por socorro, até que alguém me escutou e respondeu em forma de pergunta: por que você não ajusta as *velas*?[74] O mundo pareceu parar... Só aí me dei conta de que o *barco*[9] tinha *velas*...[74]

Talvez não adiantasse muito tê-las, já que eu não sabia como usá--las corretamente, mas buscando forças onde já haviam se esgotado, segurei as *velas*[74] de forma que o *vento*[76] as "lambesse" e fizesse o *barco*[9] se deslocar, primeiramente de lado, e à medida que entendi como elas funcionavam, elas começaram a me tirar de perto das pedras.

Mas como desgraça pouca é bobagem e eu estava fortemente sob o efeito das *ondas*,[53] veio uma muito forte e jogou a *embarcação*[24] novamente e, desta vez, para ser a última, na direção das duras e pontudas pedras... Ajustei e segurei firme as *velas*[74] e com a ajuda de um *vento*[76] *impetuoso*,[75] possivelmente mandado pela voz que atendeu ao *rádio*,[61] as *velas*[74] me tiraram em segurança e me levaram para a *calmaria*.[14]

Hoje tiro lições dessa aventura: aprender a ajustar as *velas*[74] é uma questão de sobrevivência! O *rádio*[61] é importante quando se sabe usar, mas se não souber usar, fale apertando todos os botões que alguém, em algum lugar, vai te escutar. Não desista nunca! Você sempre terá a possibilidade do *vento*[76] *impetuoso*.[75] Não troque de papel num cenário como esse.

Muitos se veem como as pedras duras e pontudas, inertes e frias, que não se abalam com a força do *vento*[76] nem do *mar*[37], mas permanecem sem a possibilidade de deslizar sobre o *mar*[37], conhecer as águas mais profundas[2] com sabedoria, conhecer *ilhas desertas*,[32] e transformá--las em verdadeira *terra firme*[71], sair e poder voltar, sentir o sabor das águas, experimentar as diversas intensidades dos *ventos*[76] e, conforme sua exigência, aprender, cada dia com mais habilidade e destreza, a ajustar as *velas*![74]

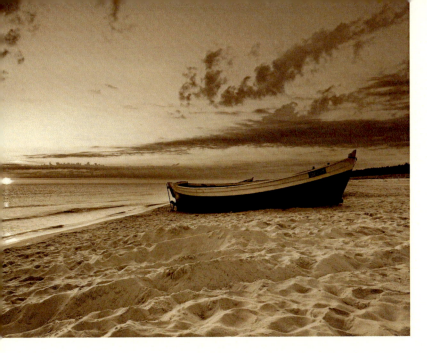

O homem é o único animal que não aprende nada sem ser ensinado: não sabe falar, nem caminhar, nem comer, enfim, não sabe fazer nada no estado natural, a não ser chorar.

(Plínio em História Natural)

Aprendendo a *navegar*[50]

Você pode pegar aulas para aprender a velejar. Pode ter um bom equipamento, um *barco*[9] forte, seguro, robusto. Pode ler livros sobre como velejar, entender como funcionam os *ventos*,[76] entender sobre a previsão do tempo e a importância que isso têm na *navegação marítima*[48]. Pode até aprender por meio dos livros e teorias como se sobrevive em caso de *naufrágios*[43], mas se você não colocar seu *barco*[9] na água e usar o conhecimento teórico associado à prática você jamais saberá velejar...

Aprender a *navegar*[50] é aprender a viver. Não se vive na teoria, só se vive na prática, e a prática é sinônimo de hoje, não de ontem ou amanhã. Aprender a *navegar*[50] só se faz vivendo o hoje, descobrindo como sair das ciladas dos *mares traiçoeiros*[38] e das *tempestades*[70] inesperadas. É essencial aprender a arte do improviso. Aproveitar uma corda para amarrar uma *vela*, ou aprender uma nova técnica para despistar a tristeza que chega sorrateira e inesperada, são improvisos que temos que aprender a fazer para *navegar*[50] em paz.

— 37 —

Uma técnica de improviso formidável para quando se é convidado a falar algo em público, quando você não tem a mínima ideia de como começar, é usar a palavra "esperança". Essa palavra nos remete para uma infinidade de possibilidades em qualquer assunto. A palavra esperança nos faz pensar no futuro, lembra-nos experiências do passado, mas nos coloca no presente com inúmeras possibilidades no tempo. Então, para mim, improvisar é utilizar o vasto poder de ligações da palavra esperança, criando possibilidades de momentos melhores dos que estamos vivendo no instante atual.

Aprender a *navegar*[50] requer usar o artifício da esperança. Quem espera algo melhor se mobiliza de forma positiva para o sucesso. Vejo tantas pessoas se concentrando no final da *viagem*,[78] deixando de aproveitar o caminho. Perdem a alegria de improvisar um sorriso, uma lágrima de alegria ou até de nostalgia. Perdem a oportunidade de usar a arte de improvisar e tornar a vida mais leve, com mais esperança, com maiores possibilidades de alegrias do que de tristezas. *Navegar*[50] não é fácil mesmo. Seria muito pouco inteligente da parte de Deus se ele já nos fizesse prontos...

Esta *viagem*[78] pelo *mar*[37] da vida requer acertar e errar, requer fazer errado, perceber o erro, voltar atrás, reconsiderar, rever o percurso, ajustar as *velas*[74] na direção certa, perdoar, sonhar com a chegada do *barco*,[9] com o amor e com a serenidade de quem curtiu a *viagem*,[78] aprendendo todos os dias como fazer e como não fazer as coisas. Aristóteles, o filósofo, já dizia: "É fazendo que se aprende a fazer aquilo que se deve aprender a fazer".

É tão gostoso quando vemos uma pessoa perceber que errou e humildemente reconhecer o erro corrigindo o mal feito. O crescer pela experiência de fazer errado a primeira vez é muito mais marcante e transformador do que fazer sempre certo. Recordo-me da história de Thomas Edson, grande inventor que descobriu a lâmpada elétrica em 1879, transformando a corrente elétrica em energia luminosa. Perguntado como se sentia após tantas tentativas frustradas antes de chegar ao seu feito, ele respondeu que não foram tentativas, mas passos necessários para que chegasse até a sua descoberta...

Isso é improvisar com esperança, é entender a vida como um aprendizado, não como uma série de derrotas. Aliás, não acredito em derrotas na vida, acredito em respostas da vida em relação ao que fazemos ou deixamos de fazer. Até a falta de respostas já é uma resposta. Quando um pescador tenta por diversas vezes pescar um *peixe*[54] e não consegue, não é uma derrota do pescador, mas uma resposta de que o *mar*[37] não está para *peixe*[54] apenas naquele momento.

Uma das únicas coisas que o ser humano nasce sabendo fazer é chorar. Tudo mais tem que ser aprendido. Se não pelo amor, pela dor. Muitos de nós continuamos a fazer aquilo que já nascemos sabendo, apenas aprendemos formas diferentes de chorar. Fazemos um *mar*[37] de lágrimas quando estamos carentes e desejamos conquistar a atenção daqueles que se importam ou que estão se importando pouco conosco.

Choramos através de "caras feias". Choramos através da queixa de dores que se espalham por todo o nosso corpo. Choramos supervalorizando estados momentâneos de tristeza. Choramos ao recordarmos, sem lágrimas, situações que acreditamos ser derrotas. Choramos revivendo e remoendo momentos de perda vividos há muito tempo. Choramos da forma que nossa criatividade depressiva nos permite, afinal, já nascemos sabendo chorar, apenas estamos aprendendo, com a vida, como usar essa habilidade em nosso favor para conquistarmos aquilo que a nossa alegria e satisfação não conseguiram nos trazer.

Isso mesmo, quando não conseguimos trazer para nós a tão sonhada felicidade, necessitamos descobrir uma forma para chamar a atenção de alguém para isso. Fizemos isso ao nascer. Choramos para demonstrar ao médico, à nossa mãe e ao mundo que estávamos vivos, mas nos sentindo sós, desamparados, sedentos do seio e da segurança de nossa mãe, em quem encontramos o conforto e a paz que nos preenchem, acalmam, tranquilizam e fazem até dormir. Hoje fazemos tudo de novo, só que com argumentos diferentes, mais maduros e elaborados.

Aprendemos a chorar de diversas outras formas, esperando sentir essa paz e essa segurança, que só o colo de nossa mãe pode dar. Precisamos aprender a *navegar*[50] sozinhos às vezes. Precisamos aprender com as experiências de nossos mestres, mas nem sempre os teremos conosco durante toda a *viagem*,[78] por isso aprender a *navegar*[50] sozinho também é fundamental. Aprender a *cambar*[16] (virar as velas) para mudar de rumo) é básico para velejar corretamente.

Tenho compartilhado do sofrimento de tantas pessoas que insistem em não aprender com o *mar*[37] das desilusões e obstáculos que a vida nos apresenta. São pessoas que se sentem perseguidas pelo insucesso e de tanto olharem o ir e vir das *ondas*[53] se acostumam com elas e passam a achar que todas são iguais. Não existe uma *onda*[53] igual à outra! Assim como existem *ondas*[53] que nos levam para o *fundo do mar,*[30] existem *ondas*[53] que nos trazem para a praia e nos salvam de um afogamento. A água e o sal são os mesmos, o que diferencia as *ondas*[53] é a força do *vento*[76] que age sobre elas...

É preciso acreditar que em tudo existe aprendizado e o que nos torna melhores são exatamente os obstáculos que conseguimos transpor, são as desilusões que conseguimos transformar em rotas a não serem percorridas novamente. Estamos na vida para viver e só se vive aprendendo a viver. Quem já viveu tudo na vida está morto, com a missão de vida pronta... Aprender com as dificuldades da *viagem*[78] é criar um *rio*[37] profundo pra *navegar.*[50] Como disse Shakespeare: *"A água corre tranquila quando o rio é fundo".*

Atualmente, somos todos marinheiros de primeira *viagem.*[78] Estamos todos aprendendo a *navegar,*[50] e quem disser que já sabe tudo sobre navegação ainda tem muito a aprender.

Navegar[50] é uma arte. Para *navegar*[50] bem é preciso estar atento aos detalhes do tempo, das profundidades dos *mares*[37], dos recursos internos e externos de que dispomos. Existem momentos que precisamos "dar mais *motor*[41] ou *velas*[74] ao *barco.*[9] Muitas vezes, precisamos deixar que o *barco*[9] siga quase sozinho, economizando combustível, ou mesmo pela escassez ou excesso de *vento.*[76] Quando aprendemos que *navegar*[50] nos pede constantes exercícios de humildade e força de vontade, damo-nos conta de que só os corajosos, os obstinados, os conscientes de sua missão terrena é que conseguem chegar intactos ao final da jornada, e isso pode querer dizer também, repletos de aprendizado.

Navegação marítima[48] é isso. No final da *viagem,*[78] quem chegou sem avarias no *barco,*[9] muitas vezes aprendeu a *navegar*[50] menos do que quem teve que se desdobrar para levar o *barco*[9] até o final. Nossas *tempestades*[70] no meio da *viagem,*[78] nossas necessárias mudanças de rumo para manter o sentido no destino final da *viagem,*[78] fizeram-nos aprender coisas novas. Formas novas de se navegar[50] estimularam nossa criatividade, fizeram-nos usar nossos sentidos com maior precisão. Isso nos tornou mais atentos, mais experientes, mais seguros para a *próxima viagem.*[60]

Quando chegamos ao final de uma *viagem*[78] olhamos para trás e ficamos contemplando cada pequena vitória, e isso torna nossas dificuldades no trajeto verdadeiras mestras da navegação. Quando olhamos para trás e contemplamos apenas as *tempestades*[70] que nos surpreenderam, as desgraças e as limitações que o *mar*[37] nos impôs, então vemos as nossas dificuldades apenas como nossas torturadoras, que não nos ensinaram algo, que não nos acrescentaram nada, apenas judiaram de nós, impedindo, pela dor, que sigamos nossa *viagem*[78] na direção *norte*.[51]

E onde está Deus que não faz nada para impedir esse abuso? Deus é o *norte*,[51] para onde vamos, mas Ele também é sul, o leste e o oeste, basta olhar o *vento*,[76] principalmente o *vento impetuoso*.[75] Ele faz nossa *embarcação*[24] mudar de rumo, orienta-nos na direção *norte*,[51] onde queremos *atracar*[7] nosso *barco*[9] no *final da viagem...*[78] Nossas dificuldades de navegação devem ser chamadas de nossas mestras, não de nossas torturadoras, afinal, ninguém nunca viu uma pérola valiosa que não foi uma ostra sofrida no *fundo do mar*.[30]

Certa vez acompanhei uma paciente que recebera a notícia de que era portadora de um tumor maligno de mediastino. Tinha três filhos pequenos, um marido dedicado, uma vida inteira de sonhos pela frente a serem conquistados. Mas então, diante do drama atual, viu sua *embarcação*[24] iniciar um processo rápido de *naufrágio*[43]. Um grande exemplo de como podemos aprender a *navegar*,[50] ainda que o *naufrágio*[43] nos ameasse tão de perto.

Diante do inevitável trajeto entre *estaleiros*,[27] essa *embarcação*[24] decidiu lutar contra o *naufrágio*[43], confiando em suas *velas*.[74] Ela sabia que suas *velas*[74] tinham sido tecidas com material resistente, poderiam suportar *ventos*[76] fortes e *tempestades*[70] agressivas. Reforçou suas *velas*,[74] e decidiu que ia conduzir sua *embarcação*[24] com todos os *tripulantes*[72] a bordo, contemplando a *beleza*[11] da *viagem*,[78] mesmo quando ela mostrasse paisagens que não fossem tão agradáveis.

Ficou por diversas vezes *mareada*[39] com a quimioterapia e a radioterapia, mas fez de conta que era parte da instabilidade do *barco*[9] sobre o *mar agitado*[36] e continuou sua *viagem*,[78] dizendo que não abandonaria seu *barco*[9] e velejaria lentamente pelas águas para que a *viagem*[78] fosse mais tranquila e visse seus filhos crescerem e a eles pudesse ensinar, com seu exemplo, como *navegar*[50] por *mares agitados*[36]. Queria aprender e ensinar a *navegar*.[50]

Certa vez, quando se imaginou na *lanterna dos afogados*,[34] pediu a Deus, mais especificamente ao seu coração, que lhe permitisse um *resgate imediato,*[67] que a retirasse daquela *viagem,*[78] que parecia ser curta e que a levaria para o *fundo do mar*[30] muito rápido. Pediu e recebeu, à maneira de Deus... Recebeu a graça de *navegar*[50] ainda por mais de cinco anos, com uma razoável qualidade de vida, diante da gravidade de seu quadro.

Onde está o *resgate imediato?*[67] Quem deveria *naufragar*[43] em seis meses e resistiu por tanto tempo e com tanta fé, só mesmo por ordem de alguém superior... Se tivesse ido logo não aprenderia o que levar, não teria tempo de ensinar aos que ficaram. Se o milagre fosse só a cura, talvez estaríamos subestimando o poder de Deus, que quer também a conversão, a aceitação, a confiança na promessa e o crescimento espiritual, se não pelo amor, também pela dor.

Somos *embarcações*[24] procurando *mares*[37] seguros para *navegar.*[50] Mas não existem *mares*[37] seguros, existem *barcos*[9] seguros nas mãos de *comandantes*[19] competentes, que aprenderam a *navegar*[50] com segurança, a partir das experiências de *viagens*[78] bem-sucedidas. Quanto mais se navega, mais se aprende a *navegar*[50] e mais se sabe que precisa aprender...

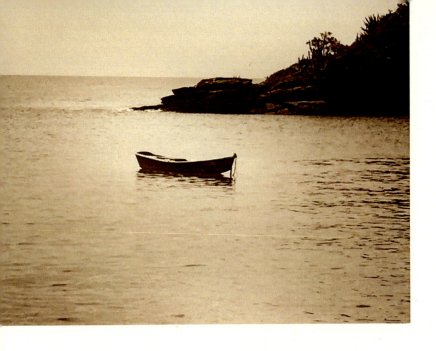

5 — O destino da *embarcação*[24]

Quando se navega sem destino, nenhum vento é favorável.
(Sêneca)

Assim como o destino do *rio*[37] é virar *mar*[37] e, este, *oceano*,[52] assim também o destino da *embarcação*[24] tem seu sentido natural. Ela corre para a *terra firme*[71] e busca atingir terras mais ou menos longínquas, mas *terras firmes*[71], que possibilitem reabastecimento para continuar a jornada. O que seria das *embarcações*[24] se não houvesse *terra firme*[71]?

Existem *embarcações*[24] que *navegam*[50] por *mares*[37] e *oceanos*[52] em busca do destino correto e agradável. Nem sempre encontram, nem sempre descobrem pelo que procuram, mas uma coisa é certa, elas vão parar em vários portos, alguns seguros, outros não, mas buscarão *terra firme*[71] a partir do *porto seguro*[58] que as abrigarem.

Muitas *embarcações*[24] têm seu papel de *porto seguro*,[58] quando resgatam outras *embarcações*[24] em situações de perigo, à vezes em deriva, às vezes próximas de um *naufrágio*[43]. Mas mesmo aquelas que em algum momento da navegação foram *porto seguro*,[58] também elas necessitam saber onde está sua *terra firme*.[71]

Muitas vezes vemos *embarcações*[24] que se perderam nos *mares*[37] encontrarem verdadeiras *ilhas desertas*[32] (se é que existe alguma ilha totalmente deserta) e confundirem esses territórios com *terra firme*.[71] Algumas *ilhas desertas*[32] têm território tão instável quanto os *mares*[37] mais agitados. Uma *ilha deserta* só se torna *terra firme*[71] por ação de quem a povoa...

— 43 —

Devemos, sim, povoar as *ilhas desertas*[32] espalhadas pelos *mares*[37], transformá-las em *terra firme*.[71] Elas esperam que alguém as habite, que alguém construa algo de concreto em seu interior, que as torne um lugar definitivo, não uma passagem rápida para puro lazer e prazer que se finda junto às descobertas. Toda *ilha deserta*[32] espera que a ocupação seja feita de maneira ordenada, amorosa, com descobertas lentas que demonstrem preocupação em não destruir o que já existe, mas dividir o que ambos possuem de bom.

Ilhas desertas[32] têm segredos que só o tempo e a convivência permitem descobrir. Geralmente, possuem áreas extremamente belas, de difícil acesso, como que construídas para protegerem-se dos descobridores. *Ilhas desertas*[32] têm verdadeiras fontes de água viva em seu interior, só não foram descobertas e exploradas. Um dos destinos nobres das *embarcações*[24] é de levar vida a esses lugares desertos, mas vida útil, presença que motiva a existência, que não explora, mas generosamente ocupa. Sem destino, as *embarcações*[24] só chegam às *ilhas desertas*[32] por acaso ou por acidente. Às vezes, quando chegam, não sabem nem que estão em uma *ilha deserta*[32]. Não planejaram a *viagem*,[78] não buscaram conhecer o seu destino.

Existem, ainda, aquelas ilhas que mesmo após serem visitadas, permanecem desertas. Não trazem, apesar de tudo, algo de bom que segure as *embarcações*[24] em suas praias. Mesmo aquelas que recebem frequentemente *embarcações*[24] que se alojam, usufruem de sua água potável,1 fixam acampamento, alimentam-se de seus *peixes*,[54] de suas frutas, protegem-se em suas árvores, podem continuar sendo chamadas de *ilhas desertas*[32] se o destino da *embarcação*[24] não foi povoar esse território especial. Muitas *ilhas povoadas*[33] continuam sendo território de ninguém; são, portanto, desertos pedaços de terra a espera de *embarcações*[24] com destino...

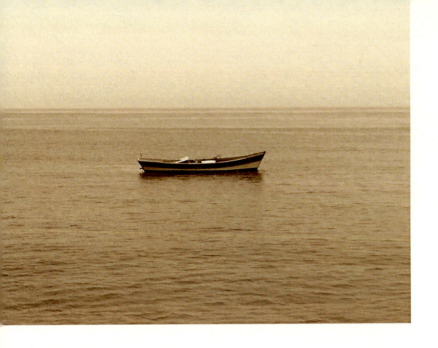

-6- Quando o *mar*[37] está calmo

A verdadeira calmaria não está na superfície da água que se vê, mas na suavidade invisível da brisa que sopra...

(Cláudio Bomtempo)

Cuidado! Quando o *mar*[37] está calmo pode ser sinal de *tsunami*...[73] Sabemos que antecede a um *tsunami*[73] um recuo do *mar*[37], uma grande e suspeita *calmaria*[14] que pode querer dizer: vem aí uma *onda*[53] devastadora, capaz de nos engolir e levar com ela tudo que encontrar pela frente. Além disso, essa *onda*,[53] quando voltar para o *mar*,[37] traz tudo que encontrar no sentido contrário, e quem já sofreu na ida da *onda*[53] gigante, ainda pode sofrer com a volta da *onda*,[53] apenas em menor intensidade e menor velocidade. Efeitos do *mar*[37] após o descontrole de suas *ondas*...[53] Se o *tsunami*[73] já foi traumático, imagine revivê-lo quando a *onda* retornar.[53]

Algumas pessoas conseguiram sobreviver a um *tsunami*[73] mergulhando e permanecendo no fundo da *onda*[53] por tempo suficiente para ela passar e não ser ofendido por ela, mas não tão profundo que não suportasse a descompressão do retorno à superfície nem a falta prologada do oxigênio. *Ondas*[53] gigantes devem ser administradas, não dá para ir de encontro a elas, nem enfrentá-las de peito aberto. Quem o fizer corre grande risco de *naufragar*[43] e terminar na praia.

Sabemos que a vida se move em ciclos e o que hoje pode parecer o fim pode significar, para a vida, o início de um novo ciclo. De forma esquemática e simplificada, podemos imaginar o ciclo da vida em quatro estágios muito evidentes e que são, de forma muito didática, utilizados em planejamentos estratégicos de vida. Os quatro estágios percebidos na vida são: celebração, desencanto, reflexão e preparação. Você pode se perceber claramente em uma das quatro fases citadas. Você pode até se ver entrando em uma e saindo da outra ou até mesmo ficar na dúvida se ainda está numa ou na outra, mas, com certeza, está em uma delas.

O *mar*[37] pode estar calmo em qualquer dos quatro estágios da vida porque, na verdade, as mudanças acontecem dentro do *barco*,[9] mais precisamente com o *comandante da embarcação*.[19] Mas qual outro objetivo do *barco*[9] senão o de *navegar*?[50] O *barco*[9] só pode ser reconhecido como tal se for capaz de *navegar*.[50] O que fará diferença é o quanto esse *barco*[9] pode resistir ao agito do *mar*[37]. Em quais *mares*[37] esse *barco*[9] pode comparecer, a que *tempestades*[70] ele pode resistir.

Existem pessoas que vivem na *calmaria*,[14] sempre a espera de um *tsunami*[73] em suas vidas. Porque em algum momento viveram fortes *ondas*[53] após um período de mar[37] calmo, pensam sempre negativamente, que após a *calmaria*[14] sempre virá um *tsunami*.[73] Isso nem sempre é verdade. O que nos chama verdadeiramente a atenção para o *tsunami*[73] é o *recuo da onda do mar*[62], não a *calmaria*.[14]

Fique atento ao recuo do *mar*[37], não se deixe levar pelo comodismo, não desvie o curso do seu destino a menos que isso seja extremamente necessário ou estratégico para chegar ao destino. Sinais de *recuo da onda do mar*[62] são a displicência com o amor, com a caridade, com a fé e com a atenção ao que é essencial para se viver bem.

Vi um amigo dando espaço para a rotina, a falta de atenção com a esposa, a presença de pequenas mentiras e de territórios profissionais impenetráveis ao conhecimento da pessoa amada. O recuo de sua *onda*[53] foi antecedido pela *calmaria*[14] de uma vida sem objetivos comuns, sem convivência íntima profunda que mexesse com esse *mar*[37]. Foi surpreendido pelo *tsunami*[73] da traição. Teve seu *mar*[37] espalhado sobre incontáveis grãos de areia da praia da desilusão. E quando menos esperava, essa *onda*[53] gigante espalhou seus erros sobre a praia quando a *onda*[53] voltava.

Pode-se verificar o *mar*[37] de lama que aparece quando uma *onda*[53] devastadora passa. *Embarcações*[24] ficam destruídas ou inutilizáveis, tudo de bom ou ruim que existia nessas *embarcações*[24] é jogado para fora, expondo toda a intimidade da *embarcação*.[24] Recolher os destroços desse *naufrágio*[43] anunciado jamais será suficiente para reconstruir uma *embarcação*.[24] Culpa da *calmaria*?[14] Não. Culpa do *recuo da onda do mar*...[62] Desatenção, dúvida, amor de superfície, falta de cuidado com o espírito, displicência, falta de empatia, retrocesso nos sonhos de início de convivência, perda da fidelidade conjugal e dos princípios familiares cristãos. Hoje, para ambos, qualquer *calmaria*[14] é sinal de *tsunami*...[73]

Conheci um diretor de empresa que subiu rapidamente a esse cargo, motivado pelas suas estratégias financeiras, pela sua capacidade de enxugar um *mar*[37] de excessos e desperdícios. Nunca foi muito de conversar, de olhar as necessidades das pessoas, mas apenas e tão somente sua obstinada capacidade de cortar custos. Certa vez, foi lhe proposta uma promoção, mas com mudança de empresa, com novos desafios e muitos excessos a serem cortados, o que aguçou o seu instinto podador. Aceitou o desafio e quando assumiu a nova atividade, verificou que pouco havia para ser cortado, então começou a cortar as pessoas, enxugou a empresa com eliminação dos mais antigos e, consequentemente, com salários melhores, promovendo sem grandes incrementos salariais aqueles que tinham pouca experiência ou fossem bons de bajulação.

Falou com dureza com as pessoas, cortou o cafezinho, restringiu a sobremesa, licitou novos prestadores de serviço que fizessem o mesmo por preço pelo menos 30% mais baixo; reduziu cargos, cortou benefícios que poderiam ser cortados sem implicação legal, enfim, fez aquilo que de melhor sabia fazer. Por alguns anos, foi visto pelos seus superiores como "o esponja".

Após enxugar tudo o que podia, até os cargos vitais da empresa, viveu um tempo perigoso de *calmaria*,[14] em que o lucro da empresa cresceu apenas pelos cortes feitos, não pela produção. Pelo contrário, esta desabou tão vertiginosamente quanto os custos no primeiro ano. O resultado financeiro da empresa permanecia levemente positivo apesar da sempre presente crise no país, o que, para muitos, era um excelente resultado.

No segundo ano começou-se a presenciar o *recuo da onda do mar*...[62] A *calmaria*[14] do "resultado-financeiro-levemente-positivo" deu lugar a grandes prejuízos financeiros. Eram os sinais claros do *recuo da onda do mar*:[62] o produto era constantemente recusado pelos clientes, pelas frequentes queixas de inconformidades com armazenamento, contaminação, avarias nas embalagens, troca de materiais e de pedidos; a dificuldade de contratar pessoas capacitadas a lidar não só com a atividade produtiva, mas estarem dispostas a trabalhar em um ambiente sabidamente hostil, pela constante ameaça de enxugamentos; a debandada dos bajuladores, que são como *peixes*[54] pequenos que sentem a presença do tubarão e nadam em disparada no sentido contrário da ameaça; o clima de desespero da equipe incompetente, mas barata, que não tinha criatividade nem experiência para superar o momento; a enxurrada de ações trabalhistas daqueles que tinham sido demitidos, injustamente ou não, incentivados pelos insatisfeitos e pelos advogados oportunistas.

Por fim, o *Tsunami*[73] veio cruel e avassalador: os melhores e mais experientes profissionais se uniram e montaram sua própria empresa, mais dinâmica, menos burocrática, com os profissionais mais experientes e competentes do mercado, e com o sério agravante de trazerem com eles a motivação de anular quem os "enxugou". O resultado foi o pedido de falência. A volta da *onda*[53] para o *mar*[37] expôs tudo de errado que havia sido feito para "dar resultado". A arrogância, a ambição desmedida, a ganância e a vaidade foram os principais ingredientes para agitar esse *mar*[37]. São sempre como pedras jogadas no meio de uma lagoa silenciosa, sem influência de *ventos*[76] expôs provocando repercussões à distância, criando *ondas*[53] em todas as direções. No local onde as pedras caem, pouco se sente, mas ao seu redor, grandes revoluções acontecem.

Meu conhecido ex-diretor da empresa trabalha hoje em outro ramo, que não requer contato com pessoas, apenas com computadores e outras máquinas. É feliz assim, porque jamais teve talento para trabalhar com pessoas. Como ele dizia: "Pessoas são muito esquisitas! Olham a gente nos olhos...". Eu diria: *tsunamis*[73] podem começar pela falta de habilidade de olhar as pessoas nos olhos, de não se tentar ver além do que os olhos mostram, de não se respeitar o ser acima do ter.

Portanto, quando o *mar*[37] está calmo é melhor ficar atento, porque dentro da *embarcação*[24] pode estar acontecendo uma verdadeira revolução silenciosa, com energia suficiente para provocar grandes *ondas*[53] de mudança. Quando o *mar*[37] está calmo também pode ser sinal de revolução.

Quando o *mar*[37] está agitado!

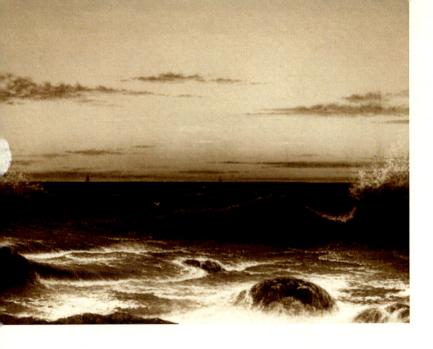

Às vezes, os ventos[76] de tempestade sopram com tanta força que um homem não tem alternativa exceto guardar as velas.

(George R. R. Martin)

Você já procurou observar quando o *mar*[37] está agitado e as *ondas*[53] batem com toda força nas rochas, espalhando sua *espuma*,[26] que rapidamente desaparece sobre a superfície das pedras? É quando vem a *ressaca*,[68] que acontece porque o *mar*[37] sofreu a ação do *vento*[76] forte e também pela chegada de uma *frente fria*[28] derramando-se de forma violenta sobre as areias da praia e do que mais encontrar à sua frente. Só existe *ressaca*[68] para o *mar agitado*[36]... Muitos píeres já foram destruídos porque o *mar*[37] estava mais agitado do que eles puderam suportar. Muitas *tempestades*[70] agitaram o *mar*[37] e ele descontou tudo na praia, lançou sua *espuma*[26] em direção às pedras...

Para se *navegar*[50] quando o *mar*[37] está calmo basta manter o mínimo de conhecimento, basta ter a força média necessária para superar uma e outra *onda*.[53] Mas o *mar agitado*[36], a possibilidade de um *maremoto*[38], pede medidas mais ousadas e muito mais do que coragem. Aliás, coragem em *alto-mar*[5] não é ausência de medo, mas é fazer o que precisa ser feito apesar do medo.

O *mar agitado*[36] vira os *barcos*[9] de cabeça para baixo, provoca *naufrágios*[43], deixa muito *barco*[9] à *deriva*[10], muito *comandante de embarcação*[19] perdido e muitas *embarcações*[24] jamais encontram o caminho de volta quando enfrentam um *mar*[37] mais agitado do que podem suportar. Ninguém suporta um *mar agitado*[36] se para isso não estiver preparado.

O *mar agitado*[36] não permite que a tripulação aproveite a *viagem*.[78] Não dá tempo de olhar para os lados e contemplar o pôr do sol, a gaivota pescando, o peixe que pula do meio do cardume para a superfície, o desenho das nuvens no céu, o cheiro da água do *mar*[37], o som dos pássaros e, o principal, as outras *embarcações*[24] que passam perto ou longe de nós. O *mar agitado*[36] nos faz perder os detalhes que o tornam tão intrigante quanto apaixonante. Não se consegue olhar com binóculos para ver os detalhes, o *vento*[76] atrapalha, as gotículas e a *espuma*[26] sujam a lente e os detalhes passam, despercebidamente, eles passam...

Certa vez, um paciente me procurou no consultório dizendo que estava deprimido, angustiado, frustrado com a vida que estava levando, sem tempo para nada nem para ninguém. Tratava-se de um importante empresário, bem-sucedido, que passou muita dificuldade no início da vida, com uma grande história de várias superações físicas e emocionais ao longo da sua *viagem*,[78] desde o abandono de seu pai na infância até o de sua esposa e filha, que não suportavam seu egoísmo e seu comportamento pernóstico. Recusava-se a se enxergar como precursor das suas misérias, via-se apenas como autor da sua história de sucesso.

Deixei-o falar à vontade, para que colocasse para fora tudo o que o incomodava, estimulando-o sempre a ser mais profundo na direção da raiz do problema e não tão superficial a ponto de contar fatos fundamentais na sua história de vida, denominando-os de "coisas que me acontecem". Ele estava visivelmente triste, com um olhar de cansaço crônico que expressava, certamente, as consequências de sua vida naquele momento.

Ainda que estivesse mais à vontade para falar, permanecia sendo superficial nos fatos, delegando a responsabilidade pelos problemas, insucessos e agitações às outras pessoas e ao governo do país. Tentei corrigi-lo, exemplificando que todo problema tem uma origem e que é importante que analisemos o todo do problema, considerando, pelo menos, as causas que o tornam, verdadeiramente, um problema. Por exemplo, a origem de muitas dívidas pode estar no excesso de gastos com coisas supérfluas, ou a irritabilidade excessiva com os filhos pode ser um reflexo da falta de paciência provocada pelo excesso de atividades que não sejam a educação dos filhos.

Mas ele se mostrava como uma grande rocha impenetrável, que ignora completamente o bater das *ondas*.[53] Vivia um verdadeiro *mar agitado*[36] que parecida não ter trégua, vivendo uma *ressaca*[68] crônica. Depois de muita conversa, muitas sugestões de análise dos fatos e de exercícios de empatia, todos eles ineficazes até aquele momento, decidi propor a ele que refletisse sobre a seguinte metáfora que iria lhe contar.

Sugeri que, em casa, durante a semana, pensasse no que eu iria dizer e que na semana seguinte conversaríamos novamente. Pedi que buscasse em seu interior a humildade necessária para compreender aquilo que eu via como um *mar agitado*,[36] mas que ele via como ansiedade, depressão e frustração. Criei para ele a seguinte metáfora:

Certa vez, conheci um marinheiro muito forte, músculos definidos, disciplinado no cuidado com o corpo, dotado de uma inteligência rara, um verdadeiro atleta na água e fora dela, um grande sábio, com capacidade de encontrar saídas inteligentes para os mais complexos problemas e enigmas que a vida lhe apresentava, sendo capaz de nadar grandes distâncias e profundidades, não importava em quais condições de clima, local, temperatura da água ou hora do dia ou da noite.

Sua inteligência o fizera conquistar grandes sonhos, mas ele jamais se saciava com suas conquistas, fosse na parte física, fosse na parte intelectual. Vivia a buscar novos desafios, arriscando inclusive sua vida em mergulhos profundos, em condições inadequadas. Enfrentava com seu *barco*,[9] conquistado à custa de seu trabalho e de sua dedicação, todos os desafios dos *mares*[37] e das marés.

Até que chegou o dia em que descobriu que num local muito perigoso, de um *mar*[37] muito distante, mas não muito profundo, havia um grande tesouro, que poderia ser capaz de trazer a realização e a alegria completa de quem o descobrisse... Ficava num lugar de *mar agitado*,[36] onde poucos se atreveram a chegar com seus *barcos*.[9] Muitos *naufragaram*,[43] outros permaneceram por longos períodos agarrados aos destroços de seus *barcos*[9] ou às suas *boias*[12] ou, ainda, a alguma *lanterna dos afogados*.[34] Mas, depois, todos *naufragaram*[43] porque não tinham força, inteligência, nem preparo para enfrentar aquelas adversidades...

Foi, então, que aquele marinheiro entendeu que ele era diferente dos outros que lá *naufragaram*[43] porque ele tinha não só a força e o preparo, mas tinha também a inteligência privilegiada, capaz de torná-lo apto a conquistar esse tão valioso tesouro. Assim, partiu nessa jornada solitária, na busca do seu precioso destino. Enfrentou todas as dificuldades com coragem e determinação: *tempestades*,[70] *mares traiçoeiros*[38], *ventos*[76] *e ondas*[53] fortes. Só não tinha conseguido superar sentimentos que o acompanhavam o tempo todo: a solidão, a ansiedade e um sentimento perturbador de frustração, que se faziam presentes todas as vezes que o marinheiro não enxergava que, apesar de todas as suas habilidades físicas e mentais, dependia da presença de outras pessoas para ser verdadeiramente feliz.

Chegou até o local definido como o local do tesouro. Estava orgulhoso de si porque sabia que chegara onde ninguém fora capaz de chegar, e chegara sozinho. Para não mergulhar no sentimento que o acompanhava o tempo todo, vestiu seu equipamento e mergulhou logo na direção do seu tão sonhado tesouro...

Rapidamente, verificou destroços de um velho navio *naufragado*[43] havia anos e nadou na direção do seu principal destroço. Olhava cuidadosamente os detalhes ao seu redor, como os corais que tomaram conta de todo o *barco*,[9] como os *peixes*[54] faziam dos cantos escuros as suas moradas e os tubarões nadavam arrastando suas caldas no fundo sombrio daquele lugar.

Foi até a cabine de comando e encontrou uma porta fechada, que parecia ser a porta de um cofre. Usou toda sua força, conseguiu, com uma barra de ferro, forçar o alisar da porta e, com isso, soltar a tranca. Era, realmente, a porta de acesso ao cofre! Novamente, sentiu aquele orgulho de estar sozinho naquele lugar, onde nenhum ser humano havia conseguido chegar.

Mas logo lhe veio o sentimento de solidão, ansiedade e frustração, que começava a enlouquecê-lo. Começou a pensar que não fazia sentido descobrir aquele tesouro se não tivesse para quem mostrá-lo, ou dividi-lo, ou, ainda, com quem ou com o que gastá-lo, afinal, estava tão distante de qualquer ser humano e poucos litros de oxigênio em seu cilindro o separavam de um *naufrágio*[43] que transformaria seu tesouro num difícil monte de nada...

Sacudiu a cabeça e os pensamentos negativos e partiu para abrir o cofre. Ficou extasiado com o que via diante de seus olhos: Um enorme cofre, que se abre apenas a quatro mãos, com quatro chaves sincronizadas. Entre as fechaduras se via a frase: "Que aqueles que só abrem o cofre juntos tenham sempre a humildade de confiar um no outro, senão todo tesouro lhe será sempre roubado...".

Meu paciente voltou na semana seguinte e logo ao iniciar nossa conversa desabou em prantos. Revelou que a metáfora que eu havia criado tinha funcionado como quatro chaves e quatro mãos que lhe abriram o cofre onde habitava seu tesouro. Disse que desvendara de forma inexplicável o mistério de sua frustração. Percebeu que seu foco estava nos outros e não em si. Eu o adverti que por várias vezes tentei lhe mostrar isso, mas fora em vão. Ele, então, brindou-me por escrito com uma reflexão que me deixou positivamente perplexo e que traduzi na linguagem metafórica deste livro: "Sou como uma *embarcação*[24] num *mar agitado,*[36] que procura abrigo dos *ventos traiçoeiros*[77] e das *tempestades.*[70] Não *navego*[50] só, levo comigo toda minha *tripulação*[72], em quem confio e darei minha vida para não precisar *navegar*[50] nos *mares*[37] que *naveguei*[50]. Procurei tesouros pelos muitos *mares*[37] que visitei, mas só fui capaz de encontrá-lo garimpando o ouro da minha fé e a prata da minha humildade. Tornei-me uma *ilha deserta*[32], ignorei vários *portos seguros*[58], mas cá estou eu, uma *embarcação*[24] que traz dentro de si um tesouro que não pode ser acessado, senão pela chave da humildade, que coloca como destino final o *norte,*[51] único lugar onde toda *beleza*[11] do tesouro conquistado se torna a própria perfeição.[55]

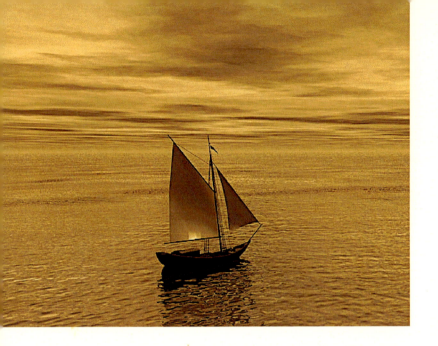

–8– Quando o *barco*[9] fica à deriva[10]

E o que somos nós, senão pequenos barcos[9] à deriva[10] quando nos afastamos de Deus e nos vemos totalmente entregues à depressão?
(Cláudio Bomtempo)

Estando em *alto-mar*[5] ou mesmo em *águas menos profundas,*[3] tendo perdido a ação dos *motores propulsores*[42] ou das *velas*[74], um *barco*[9] fica à mercê de sua sorte. Rodeado de água por todos os cantos, sem comunicação visual ou via rádio,[61] um *barco*[9] está totalmente à deriva.[10] E o que não somos nós, senão pequenos *barcos*[9] *à deriva*[10] quando nos afastamos de Deus e nos vimos totalmente entregues à depressão? Um *barco*[9] à deriva[10] é como alguém deprimido e afastado de Deus.

Barcos[9] *à deriva*[10], mas com *rádios*[61] ou outras formas de comunicação, têm esperança de *resgate.*[66] Deprimidos, mas com o canal de comunicação aberto com Deus, chamado de Fé, permanece viva a esperança de superação. Conheço histórias de muitos barcos[9] à deriva[10] que foram *resgatados*[65] pelas mais diversas formas de comunicação, retomando a possibilidade de permanecer navegando e, o que é melhor, com a experiência de já ter passado pela evidência de um *naufrágio*[43], levando os seus *tripulantes*[72] a não mais cometer os mesmos erros que pudessem fazer o fato se repetir.

Quem fica à deriva[10] fica à mercê de forças desconhecidas, de *ventos*[76] que sopram para qualquer lado, levando nosso *barco*[9] em direções que desconhecemos ou que não desejamos ir. É certo que por tantas vezes, ao longo de nossa *viagem*,[78] passamos por momentos difíceis, nos quais, por breves momentos, temos dúvidas de que estamos realmente no comando do *barco*[9] e que, sob o nosso comando, ele não está sem rumo.

Todos os recursos que trazemos conosco durante a *viagem*[78] nos fazem sentir certa segurança, mas o que nos preocupa muitas vezes não são as incertezas da *viagem*,[78] mas as certezas, como o fim de nossa *viagem*,[78] como o nosso destino, se não soubermos para onde desejamos ir. Se não estamos à deriva,[10] mas ainda que parados nas mesmas águas, ao refletirmos para onde vamos, sem conhecer o que nos espera, muitas vezes nos vem a tentação de achar que seria melhor nem mesmo chegar ao nosso destino. Pobres *barcos*[9] cheios de *maresia*[40] e com *velas*[74] tão machucadas... Esquecemos que melhor do que o destino é a *viagem*,[78] que é aqui que as coisas acontecem. A *viagem*[78] deve ser apreciada em cada instante, até no momento em que se pensa estar à deriva...[10]

Já dizia o poeta que "ninguém consegue pisar duas vezes no mesmo rio", verdade esta que está presente em nossas vidas quando deixamos de contemplar a *viagem*,[78] de esperar ativamente pelo *resgate*[66] se estamos à deriva.[10] Perdemos a oportunidade de amadurecer com nossos erros, de exercitar a humildade, de reconhecer que somos limitados e que a presença da fé é que nos torna habilitados aos milagres que podem acontecer em nossas vidas. *Resgates*[66] de *embarcações*[24] *à deriva*[10] são verdadeiros milagres...

Recentemente, tomei conhecimento de um desses *resgastes*[66] de *barco*[9] à *deriva*[10], que ocorreu num *rio*[37] poluído que corta a cidade de São Paulo. Depois de dezenas de anos à *deriva*,[10] grande parte *atracado*[7] debaixo de uma ponte, usando um *combustível impróprio*[21], que destrói desde o *motor*[41] até o *leme*,[35] um desses homens-*barco*,[9] antes de ser *resgatado*,[65] olhava as garrafas plásticas que boiavam e desciam o *rio*,[37] misturadas a tantas outras espécies de poluição que faziam daquela água, um verdadeiro caldo de lixo.

Ao contemplar por diversas vezes aquela cena das garrafas descendo lentamente o leito do rio, nosso homem-*barco*,[9] ao refletir sobre o que estava vendo em um momento de sobriedade, concluiu, precipitadamente, que aquelas garrafas plásticas valiam mais do que o seu *barco*.[9] Tinha visão de que aquelas garrafas tinham, em algum momento da trajetória do *rio*,[37] alguém que as esperava para serem recicladas. Seriam transformadas em algo mais. Talvez em algo muito melhor do que elas eram anteriormente a serem jogadas no *rio*.[37]

Mas e ele? Se fosse lançado ao rio[37] sem nenhuma condição de navegação, teria outro destino senão permanecer à *deriva*?[10] Pior do que isso, se alguém o encontrasse em tamanha destruição, teria a atitude de *resgatar*[65] e reciclar? Talvez preferisse que naufragasse de uma vez! Talvez entendesse a situação como escolha própria e não intervisse. O mais chocante era pensar que, ao contrário de um lixo, ninguém o esperava, porque o lixo hoje se recicla, mas não acreditava ser possível a reciclagem de homens-*barcos*.[9] Não fosse possível ele não teria me contado esse fato acontecido anos antes, antecedendo o milagre do *resgate*[66] desse *barco*[9] à *deriva*,[10] que não só foi *resgatado*,[65] como também foi totalmente reciclado interiormente e hoje vive dignamente com seu filho e auxilia na recuperação e reciclagem de outros homens-*barco*,[9] depredados pelas *tempestades*[70] e pelos *combustíveis impróprios*...[21]

Mas sabe o que fez diferença para que não acontecesse um *naufrágio*[43] na situação do meu amigo? Refletir sobre a fé. Sobre as inúmeras possibilidades que se abrem quando nos colocamos abertos a receber. É que muitos de nós passamos a vida esperando que Deus vá nos aparecer pessoalmente e retirar-nos dos estados de deriva que passamos. Não. Alguém aqui já viu Deus fisicamente? Exceto na encarnação de Jesus, Deus não se apresenta nessa forma, Deus não tem lábios ou braços. Ele nos fala ou nos beija pelos lábios da *beleza*[11] de suas criaturas. Quem O escuta é porque dentro de si abriu caminhos de *beleza*[11] comuns a Deus. Ele nos abraça e/ou nos acaricia pelas mãos e braços daqueles que estão próximos a nós. E quanto ao que não é tão belo? Ele também não está lá? Ele estava lá quando meu amigo se comparava inferiormente com as garrafas pet que boiavam no poluído Rio Tietê? Sim, Ele também estava lá! Mas estava usando os lábios e os braços daqueles que, expressando a *beleza*[11] da solidariedade, expressavam a misericórdia de Deus: reciclar, reerguer, curar, restaurar.

Embarcações[24] à *deriva*[11] perdem a noção do que é *navegar*[50] em *mar*[37] tranquilo, perdem a noção da *beleza*,[11] por isso enxergar a misericórdia requer ajuda. Em meio ao caos da deriva, muitas vezes é impossível sentir a presença da brisa suave, admirar o nascer ou o pôr do sol. Para sair da deriva precisamos de toda ajuda possível, porque precisamos voltar a ver o *belo*[11], de onde viemos e para onde desejamos ir, ao final da nossa *viagem*.[78]

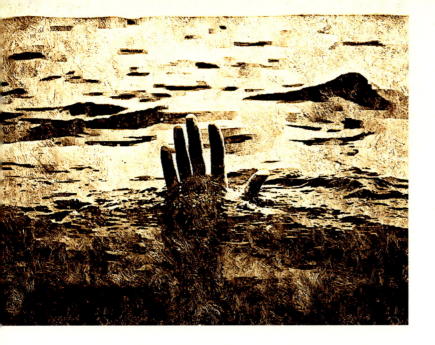

– 9 –

Homem ao *mar*[37]!

> *Pois viver não é entrar no mar até onde dá pé,*
> *mas mergulhar com fé no maremoto...*
>
> (Flora Figueiredo)

Seu pseudônimo era Humberto, tinha aproximadamente 45 anos, há seis anos se separou da esposa por causa de uma jovem de 27 anos, com a ilusão de que a segunda teria menos problemas com a saúde e com a estética, já que a primeira se queixava excessivamente de dores por todo o corpo e via no marido e no espelho adversários que a colocavam com a sensação ainda mais forte de que tinha problemas estéticos e/ou de saúde. Tinha, com a primeira mulher, um casal de filhos. Ele com 17 e ela com 15 anos. Acreditava ter tido com a segunda mulher, uma menina que atualmente tem 6 anos e que traz há 6 anos e 9 meses a culpa pela separação do pai com a primeira esposa.

Humberto era dono de uma rede de pequenas lojas de varejo, com um bom faturamento mensal, que lhe dava uma situação financeira estável, embora nunca fora de guardar dinheiro. Tinha uma saúde de ferro, fora ao médico apenas duas vezes em sua vida, uma porque contraiu uma doença sexualmente transmissível na idade adulta e outra porque teve uma crise de labirintite que lhe forçou a fazer exames de laboratório e verificar que sua dieta estava totalmente errada, inclusive contribuindo com um colesterol muito elevado. Fumava pouco nos últimos tempos para quem chegou a fumar um

— 59 —

maço e meio de cigarros por dia. Prometia a si próprio que iria parar, mas faltava alguma coisa para isso.

Certo dia, Humberto teve provas incontestáveis de que sua segunda mulher vivia de forma infiel seu relacionamento com ele e que, inclusive, sua filha de 6 anos não era sua filha, mas fruto de um golpe, planejado para extorquir seu dinheiro. Descobriu, ainda, que o jovem rapaz com quem ela se relacionava tinha a mesma idade que ela. Ficou deprimido, com vergonha de si próprio. Procurou seu filho mais velho para desabafar, acreditando que uma cabeça mais jovem podia fazê-lo também renovar as ideias e entender seu momento atual.

Ligou para o filho e percebeu que como já fazia mais de três meses que não o procurava, também não ficou sabendo que ele mudara o número de seu de telefone, e já havia algum tempo. Ligou para a filha, que às vezes ligava, principalmente quando precisava de alguma coisa importante, como um vestido ou sapato para festas... Nessa idade as festas acontecem quase todos os finais de semana. A filha lhe informou que o irmão havia viajado com amigos para acampar, mas não sabia para onde. Talvez a mãe soubesse. E também informou que ele tinha mudado o número de telefone, já que havia uns "caras" perturbando o seu sossego, ligando fora de hora. Aproveitou para pedir um vestido novo para a festa de 15 anos do namorado novo, ao que o pai, assustado, disse:

— Namorado novo? Mas eu nem sabia do velho! Minha filha, você está muito nova para namorar, tem que pensar nos estudos...

— Papai, eu estou pensando nos estudos, tanto que vou para a Holanda com o David fazer intercâmbio e estudar melhor o idioma. Vamos dividir um apartamento com outros amigos... O senhor bem que podia patrocinar uns meses a mais pra gente ficar lá.

— Sua mãe vai com vocês?

— Ficou louco, papai? Mamãe está namorando e não quer desgrudar o pé daqui com medo de que o namorado novo arrume outra, como você fez... Posso contar com sua ajuda para a *viagem*?[78]

— Vamos ver, minha filha. Estou com muitos problemas. Depois eu ligo para falarmos sobre isso. Você me passa uma mensagem com o novo número do seu irmão?

— Passo, mas eu não sei se ele vai querer falar com o senhor não. Ele está muito irritado porque a namorada dele o trocou por outro sem ele saber e ele tá colocando a culpa no senhor, que nunca está perto para ajudar a resolver os problemas dele.

— Pensando bem e considerando tudo isso, acho que não vai mesmo. Mas me manda a mensagem, ok? Um beijo. Nos falamos depois.

Desligou o telefone e ficou pensando se tinha mesmo falado com sua filha ou com alguma desconhecida tentando obter lucro com a ligação. Pensou que aquele dia podia terminar ali, mas se surpreendeu com o gerente de sua principal loja ligando em polvorosa e contando que houvera um grande incêndio, que os bombeiros ainda estavam tentando apagar, mas que era evidente que já perdera quase tudo, e que, ainda, dois funcionários e três clientes tinham se machucado e estavam no hospital, um em estado grave. Lembrou-se de que aquela loja, por ser a maior e em um edifício mais antigo, estava sem as condições ideais de proteção contra incêndios, o seguro tornara-se muito caro e não foi renovado. Estava, certamente, arruinado financeiramente. Desligou o telefone dizendo ao gerente que iria correndo para lá.

Assim que desligou o telefone sentiu uma forte dor no peito, que se espalhou rapidamente para o queixo e para o braço esquerdo. Sentiu náusea, a vista escureceu... Acordou no CTI de um hospital cardiológico, onde aguardava para submeter-se a uma cirurgia cardíaca, já que os exames tinham mostrado um comprometimento sério de várias artérias do coração.

Ao abrir os olhos viu o médico que estava de plantão e que passava por ali naquele momento. O doutor se surpreendeu com a sua consciência repentina e perguntou se estava se sentindo bem. Disse que sim, embora, quando se movia um pouco que fosse, sentia muita falta de ar. Foi informado, naquele momento, de que sua situação era grave, considerando todas as avarias de sua *embarcação*,[24] incluindo um *motor*[41] quase pifado e o *mar agitado*[36] em que se encontrava.

Reduziu ao máximo seu gasto de energia, deixava apenas que seu pensamento gastasse energia naquele momento. Pensava em Deus, rezava, pedia paz, saúde, perdão e contemplava, inerte, a *beleza*[11] de se estar próximo de si mesmo e de Deus. Eis aqui uma situação de "homem ao mar".

Em situações de "homem ao mar" é fundamental, para quem precisa de ajuda e para quem pode ajudar, manter-se consciente das reais ações e atitudes práticas a serem tomadas. É a forma mais simples de se obter um *resgate*[66] e, até, um *resgate imediato*.[67] Quando se está na condição de "homem ao mar", deve-se economizar energia, manter-se apenas respirando e com os pensamentos vivos na direção da *beleza*[11] que se pode contemplar. Pode parecer loucura quando o desespero é o caminho mais fácil para expressar uma situação tão angustiante, mas sabemos que aqueles que se salvam é porque tiveram a paciência e a inteligência de sofrerem as esperas. Confiar no *resgate*[66] é como ter fé. É contemplar a *beleza*[11] do *mar*[37] porque essa é a única coisa a fazer enquanto se espera um possível *naufrágio*[43].

Meu paciente Humberto era um "homem ao mar" esperando o *resgate*[66] do médico ou de Deus. Interessante é que é muito comum as duas coisas virem juntas. A doença antecede a cura, o sofrimento antecede a presença de Deus (isso não é obrigatório), o desespero antecede o aprendizado, o "homem ao mar" traz a possibilidade do encontro consigo mesmo e com Deus.

Muitas situações como essa de "homem ao mar" transformam seus personagens: é como se o grito "Homem ao mar!" colocasse em alerta a necessidade de uma mudança urgente, acordasse quem está em situação de pré-náufrago e quem está em condições de auxiliar em seu *resgate*.[66] Jamais vire as costas quando escutar alguém gritar "Homem ao mar!". Jamais leve sua *embarcação*[24] para longe para não ouvir esse grito. Jogue sua âncora, providencie socorro, ainda que seja sinalizando para quem pode ajudar efetivamente. Ilumine o *mar*[37], jogue boias,[12] jogue um bote salva-vidas, mas não o perca de vista!

Nosso Humberto, ao voltar da cirurgia e passar alguns dias no CTI, recebeu a visita e a solidariedade do filho, da filha, dos parentes dos funcionários que estavam internados no mesmo hospital, da mãe de seus filhos, do gerente e do médico. Parou de fumar, ficou sabendo que a sua segunda mulher fugira com o amante e a filha quando ficou sabendo do incêndio na loja e nunca mais voltara. Recebeu o carinho da esposa e a proposta de perdão se tudo fosse diferente. Teria que reconstruir sua *embarcação*,[24] mas estava disposto a isso.

Depois que passou pelo estado de "homem ao mar", descobriu que não se cai do *barco*[9] apenas. Coloca-se em condição de risco primeiro. Descobriu que o grande segredo para não deixar-se *naufragar*[43] é respeitar a *beleza*[11] das coisas. Afinal, o único momento que o levou forçadamente a contemplar a *beleza*[11] do *mar*[37] foi quando teve que economizar energia, contemplando, inerte, a *beleza*[11] do oxigênio que entrava e saía por seus pulmões. Isso pode ter feito a diferença no seu salvamento...

O interessante de tudo isso é que corremos para lá e para cá e, no final das contas, o que faz a diferença entre a nossa vida e a nossa morte pode ser a nossa capacidade de ficar parado, economizar energia, contemplar a *beleza*.[11] Felizes são aqueles que aprenderam a fazê-lo antes de ser necessário. Felizes são aqueles que aprenderam a contemplar sem necessidade a *beleza*[11] do *mar*[37], o pôr do sol visto do *barco*,[9] o formar e o desfazer-se de uma *tempestade*[70] sob a ação do *vento impetuoso*.[75]

Quando a *embarcação*[24] estiver em perigo, aprenda o significado do perigo, busque o tesouro escondido no fundo desse *mar*[43]. Pode ser que você encontre, próximo desse tesouro, vários esqueletos daqueles que deixaram a condição de "homem ao mar" para viver seu *naufrágio*[43].

Muitos perderam mais do que a vida, perderam a oportunidade de descobrir em vida o real significado de estar vivo. Mas o estágio de "homem ao mar" pode também anteceder a grande descoberta da vida: o sentido e a dimensão da *beleza*,[11] da *perfeição*.[55]

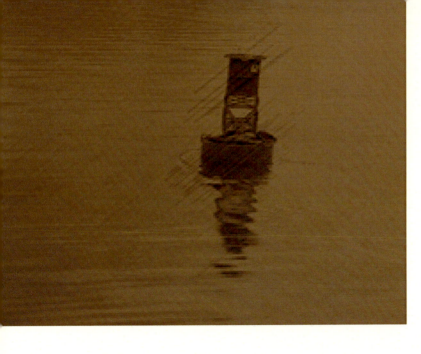

–10–
Lanterna dos afogados[34]

Quando, em seu desespero, não deixe de refletir com a sabedoria da natureza, onde esta consegue saciar a sede e fertilizar as florestas com suas águas cristalinas depois da mais negra das tempestades.

(Ivan Teorilan)

Ele achava que perdera tudo que possuía. Num grave acidente automobilístico, viu dois de seus filhos ainda criança se separarem do terceiro, um pouco mais velho. A mãe, que sobrevivera com eles, passou boa parte de sua vida dali para frente como um *barco*[9] *à deriva*,[10] sem direção nem força para *remar*.[63]

Mais à frente, ela surpreendeu-se com um nódulo na mama e por ser relativamente jovem, sua doença teve uma evolução agressiva, e embora todos os recursos médicos tivessem sido aplicados, desenvolveu metástases e se juntou aos filhos mais novos em menos de dois anos. O filho mais velho, revoltado com seu destino, envolveu-se com amizades negativas e era constantemente portador de más notícias.

Afastado por tanto tempo do trabalho, sendo profissional liberal, viu sua vida profissional ir por água abaixo, faltou-lhe o recurso financeiro, faltou-lhe motivação para continuar a trabalhar, sobrou-lhe motivos para abandonar a *embarcação*.[24] Sentiu-se como um *comandante de embarcação*,[19] agarrado desesperadamente à *lanterna dos afogados*,[34] enquanto olhava o final de sua embarcação[24] lentamente submergir.

Exausto, sedento de paz, desejoso de ser consolado, amparado e salvo de um *naufrágio*[43] evidente, lembrou-se de seus pais que o educaram no amor e na espiritualidade. Embora há muito tempo não fizesse algo diferente do que culpar a Deus pelas suas tragédias pessoais, num momento de cólera, quebrou um espelho em seu banheiro e ao olhar seu reflexo viu, naquele momento, alguém derrotado, humilhado pela vida, destruído completamente naquilo que lhe era mais sagrado: sua família.

A *lanterna dos afogados*[34] é uma chance que recebemos para recomeçar a vida. Ninguém é o mesmo depois de passar pela *lanterna dos afogados*,[34] a não ser que não tenha aprendido a lição. Muitos naufragam sem passar pela experiência de conhecer a *lanterna dos afogados*.[34]

É interessante dizer que a lanterna é dos "afogados", daqueles que já se afogaram de alguma forma e esperam alguma forma de *resgate*,[66] não é dos quase afogados, ou dos que podem ou não se afogar, ou mesmo dos que não têm esperança alguma de viver (estes naufragam até por conta própria estando na lanterna). Não. A lanterna pode ser o melhor que poderia acontecer antes do *naufrágio*[43] ou o pior antes do *resgate*.[66] Mas nas duas situações ela é esperança...

Nosso amigo quebrou o espelho numa ação metafórica que significava a quebra de sua imagem de sofrimento, angústia e descrença. Na linguagem espiritual, poderíamos dizer que ele concebeu o que lhe foi ensinado durante todas as *tempestades*.[70] Da *lanterna dos afogados*[34] ele descobriu que ainda poderia nadar até a margem; que seria difícil, mas que havia *terra firme*[71] para desembarcar, reparar ou construir outra *embarcação*[24] e recomeçar a *viagem*[78] por outros *mares*[37], mas com o mesmo destino...

Conheceu alguém especial que também vivera por *mares agitados*[36], enfrentado *tempestades*,[70] e embora nunca tivesse se abraçado a uma *lanterna dos afogados*,[34] olhava-a com o respeito de quem não deseja usufruir de sua proteção, mas apenas de ajudar quem nela se encontrasse. Ao lado do filho e do enteado, ambos seguiram sua *viagem*[78] juntos. *Embarcações*[24] renovadas e com propósito de atenuarem suas tristezas no exemplo de amor ou de dor do outro. E o culpado de tudo de ruim ter acontecido? Foi também culpado por tudo de bom também ter acontecido...

A *lanterna dos afogados*[34] pode ser o início de nosso *resgate*[66] ou de nosso *naufrágio*[43]. Jamais se entregue a ela. Jamais perca a esperança. Mas não fique parado, faça barulho, reflita a luz do *sol*[69] nos olhos dos pescadores, lute até o final porque o final pode ser o *resgate*.[66] Não deixe de refletir sobre o que essa *lanterna dos afogados*[34] quer te ensinar. Talvez seja apenas este o motivo de você estar agarrado a ela: aprender a se livrar dela!

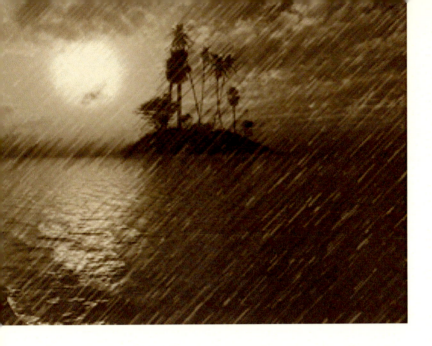

– 11 –

Estar preparado para as *tempestades*[70] em *alto-mar*[5]

Os pescadores sabem que o mar é perigoso e que a tempestade é terrível, mas eles nunca julgaram esses perigos como razão suficiente para permanecer em terra.

(Vincent Van Gogh)

Certa vez, escutei uma história de uma *embarcação*[24] que estava prestes a *naufragar*[43] em *alto-mar*[5]. *Tempestade*[70] intensa, *barco*[9] à deriva,[10] todos os *tripulantes*[72] e passageiros muito próximos de uma catástrofe. As pessoas se dividiam em quem acreditava em Deus e em milagres e quem ainda não acreditava. Naquele momento, os mais exaltados começaram a rezar, negociando com Deus o que julgavam ter que Deus precisasse em troca de um milagre que salvasse suas vidas.

Um homem sábio permanecia sentado em profunda contemplação. Não se desesperava como os demais, também não rezava como eles. Sua atitude incomodou os demais, que rezavam desesperadamente, e os fez indagá-lo:

— Como pode ficar calado e tranquilo enquanto precisamos convencer a Deus de que precisamos desse milagre? Nosso *barco*[9] afunda e você não faz nada? Nem mesmo reza. Se é tão sábio, deveria saber uma prece que nos tirasse desta situação...

O sábio permaneceu em profundo silêncio, como uma praia deserta, com pouco *vento*[76] e de águas mansas. Disse apenas assim:

— Deus sabe o que mereço. Vim por desejo Dele, voltarei para Ele quando também o desejar...

Naquele momento, um comerciante muito rico que estava a bordo, dono dos maiores e mais cobiçados castelos da época, além da maior quantidade de diamantes e ouro de que se tinha notícia, durante a prece prometeu a Deus dar-lhe o seu maior, mais caro e mais cobiçado castelo em troca do fim da tempestade...

A *tempestade* passou, o *barco*[9] resistiu e todos voltaram em segurança para a *terra firme*.[71] E o comerciante, com um problema a resolver com Deus. Após meditar sobre o assunto, tomou a seguinte decisão para resolver sua dívida com Deus: colocou o castelo à venda em um leilão por uma moeda de prata, desde que fosse arrematado juntamente com um gato, que tinha o lance inicial de um milhão de moedas de ouro. Quem levasse o gato levaria também o castelo por apenas uma moeda de prata. Dessa forma, o comerciante deu o castelo conforme prometera a Deus e ficou com o dinheiro do gato... E, assim, começou a entender que o sábio tinha tido a melhor atitude durante o risco de um *naufrágio*[43]: estar sempre preparado e agradecido, essa é a melhor oração!

Quando nosso *barco*[9] estiver à *deriva*,[10] devemos agir sabiamente, confiando no milagre que já nos aconteceu, e porque aconteceu devemos também ser gratos por ele. Devemos lembrar que as *tempestades*[70] passam e que muitos já perderam seus castelos apostando suas fichas naquilo que Deus já tem. De nós, Ele quer a transformação da vida numa oração de gratidão, e aí podem vir as *tempestades*[70] e situações de *barco*[9] à *deriva*,[10] permaneceremos silenciosos, na paz de quem está preparado até para o *naufrágio*[43], única forma de conhecer sem equipamento, o *fundo do mar...*[30]

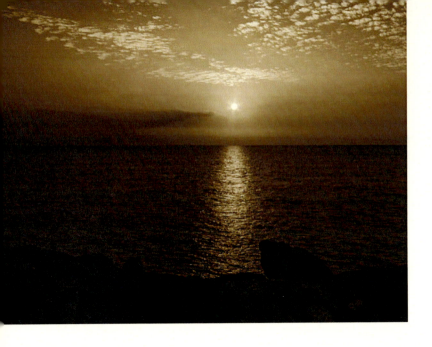

-12-
Não basta ter uma *carta de navegação*[18]

> *O que sabemos é uma gota; o que ignoramos é um oceano.*
> *Mas o que seria o oceano se não infinitas gotas?*
>
> (Isaac Newton)

Certa vez, um marinheiro me contou uma história que jamais esqueci. Ele contou que depois de *navegar*[50] em um pequeno *barco*,[9] sem muitos instrumentos de navegação, entrou em uma tempestade extremamente severa e por alguns momentos sentiu muito medo. Pensou que não voltaria para casa, que jamais pisaria em *terra firme*.[71]

No momento em que a tempestade parou, viu-se à deriva,[10] percebendo que perdera seus já limitados instrumentos de navegação. Diante de tal situação desesperadora, buscou na sua pequena *bússola*[13] a única resposta de que sua vida necessitava. A resposta à pergunta: para onde vou? Sua *carta de navegação*[18] podia até ajudar, mas por onde começar? Que rumo tomar? Para quem não sabe para onde ir qualquer caminho serve... Partindo do seu conhecimento prévio, identificou onde estava o *norte*[51] e seguiu naquela direção. Depois de *navegar*[50] algum tempo, detectou que a *carta de navegação*[18] começou a fazer sentido e tomou seu rumo correto.

A *carta de navegação*[18] começa a fazer sentido quando sabemos onde estamos inicialmente. Uma *bússola*[13] faz uma grande diferença no momento de desespero. Não conseguimos chegar ao nosso destino correto se não temos uma *carta de navegação*[18] que nos auxilie, mas, antes dela, a *bússola*[13] nos faz entender o sentido da *carta de navegação*[18].

Meu amigo marinheiro poderia até ser *resgatado*[65] por outra *embarcação*,[24] mas teria que contar também com a sorte. Para depender apenas de seus recursos, lançou mão daquilo que efetivamente poderia mudar sua situação.

Já observou quantas vezes nós desprezamos o poder de uma pequena *bússola*?[13] Como um instrumento tão simples pode se tornar a possibilidade de nossa *embarcação*[24] chegar ou não ao destino? *Bússolas*,[13] em geral, são todas iguais. Algumas são mais sofisticadas, bem elaboradas, têm pequenos recursos a mais, mas, no final, todas elas são para o mesmo motivo: entrar em contato com a possibilidade da chegada!

Ela pode significar um pedido de rumo, uma direção para o final da *viagem*,[78] uma ajuda para descobrir onde estamos e para onde iremos, mas ela será sempre uma das melhores formas de encontrarmos a *beleza*[11] ao *navegar*...[50]

A *bússola*[13] é um instrumento acima de tudo, acessível a todos, e não exclui a sua tarefa de mostrar o sentido a seguir para ninguém. O pobre, o rico, o fiel e o infiel, o que está feliz ou o que está na *lanterna dos afogados*.[34] Ela não exclui ninguém da possibilidade de chegar ao destino desejado.

Muitos que já se acostumaram a usar esse instrumento para autolocalização e destino têm uma facilidade muito evidente em saber onde estão e o rumo a tomar, fazendo de suas vidas verdadeiras *bússolas*[13] ambulantes. Podem até consultar o *sol*,[69] a lua ou as estrelas para encontrar o *norte*,[51] mas aprendem a *navegar*[50] com mais facilidade, tornando a *carta de navegação*[18] mais fácil de se interpretar e seguir.

Muitos navegam por *mares*[37] desconhecidos e pensam que chegarão seguros a algum lugar. Até chegam, mas só conhecendo a importância real da *bússola*[13] e da *carta de navegação*[18] é que se faz viagens seguras com sentido e que se permite evoluir na localização rápida e correta do norte.[51]

Quantas *embarcações*[24] tenho visto *naufragar*[43] com suas *cartas de navegação*[18] e *bússolas*[13] debaixo do braço de seus *comandantes de barco*[9] por pura arrogância e prepotência em achar que sabem o caminho, que já conhecem tudo sobre *navegar*,[50] sobre estrelas e as posições do *sol*.[69]

Tolos... A primeira informação para se *navegar*[50] bem é ter a humildade de respeitar o *mar*[37] e o seu criador. Morre na praia quem não extrai o conhecimento adquirido das *tempestades*.[70]

Cartas de navegação[18] não trazem a relação das *tempestades*[70] que virão, nem a direção dos *ventos*,[76] mas expõem os pontos cardeais para localização e destino de cada embarcação.[24] A *carta de navegação*[18] não é o *mar*[37]! Ela só faz sentido se colocamos nosso conhecimento, nossa bússola,[13] nossas *velas*[74] e nossos *motores propulsores*[42] a serviço do que ela descreve. Não basta o sol, é preciso que seus raios ultrapassem as nuvens, as paredes de nosso *barco*[9] para, então, aquecer-nos.

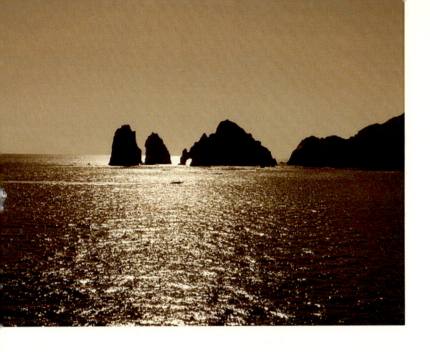

-13- Aprenda a escutar o que o *mar*[37] está dizendo

O mar em silêncio é como uma sala de aula onde o mestre ensina sobre tudo, só os atentos percebem a essência do que é dito e do que não é dito.

(Cláudio Bomtempo)

Todo *rio*[37] corre para o *oceano*.[52] Tudo o que o *mar*[37] quer é transformar-se em *oceano*.[52] Mesmo que seguremos o *rio*[37] ou o *mar*,[37] ainda assim ele continuará desejando o *oceano*...[52]

Essa também é a busca natural pelo amor. Tudo o que caminha, caminha na direção do amor. Aquilo que não é amor é apenas retirada de foco para atrasar o *rio*[37] na direção do *oceano*.[52] Quando se represa o *rio*[37], é necessário abrir as comportas do que o represa para que a energia flua e siga seu destino natural.

Impedir o *rio*[37] de seguir seu curso provoca acúmulo de energia e, muitas vezes, enchentes e efeitos devastadores. Escutar o que o *mar*[37] está dizendo pode nos poupar de diversas consequências negativas. Os *rios*[37] se mostram cheios de poluição, cheios de detritos e dejetos nem um pouco naturais ao seu curso. São sinais de que algo pode acontecer. Perda de *peixes*,[54] contaminação de nascentes e destruição da fauna e flora.

Como chegar vivo e límpido ao *oceano*?[52] Como ainda encontrar energia para correr na direção do *oceano*[52] se a luta principal tem sido interna? Gastamos muita energia para manter o *rio*[37] em seu curso, algo que não é natural, nos faz gastar mais energia do que o necessário. Veja quanto tempo um *rio*[37] necessita para eliminar os resíduos jogados às suas margens. Quanto retrabalho para colocar a água e todos os seres que a acompanham no fluxo correto, na direção correta: a direção do *oceano*.[52]

O que não é escutar o que o *mar*[37] está dizendo senão abrir nossos olhos para tudo o que a vida tem nos mostrado, que, de uma maneira ou de outra, tira-nos da nossa missão terrena. Vejo *embarcações*[24] lutando para permanecer em *alto-mar*[5] sem o mínimo necessário, como *velas*[74] e *lemes*[35] seguros. São *embarcações*[24] que precisam, antes de seguir *viagem*,[78] passar demoradamente pelo *estaleiro*,[27] e muitas vezes, quem tem que chamar a atenção da embarcação[24] é o *rio*[37] ou o *mar*[37]. Sim, porque as *embarcações*[24] estão ficando tão acostumadas a *navegar*[50] de forma tão perigosa e inconsequente, que só mesmo quem é navegado pode chamar a atenção de forma lúcida.

O *mar*[37] manda avisos como: "Vou te mandar essa *onda*[53] mais forte, e ao ver que você vai perder um *remo*,[64] aprenda a cuidar-se melhor, proteja seus *remos*[64] para que você possa continuar *navegando*[50], principalmente quando te sobrarem apenas os *remos*.[64] Ou escute o *mar*[37] dizendo: "Você deixou de reparar os efeitos da *maresia*,[40] com isso sua *embarcação*[24] está vulnerável, pode perder o *motor*[41] a qualquer momento. Volte para *terra firme*[71] e lá permaneça até que esteja preparado para continuar a *viagem*[78] em segurança". Ou, ainda, você pode escutar o *mar*[37] dizendo: "Essa total ausência do *vento*[76] é para que você reflita que, sozinho, não se *navega*[50] por muito tempo. O responsável pela sua imobilização é o *vento*[76] ou a falta dele, mas quem te avisa do resultado é o *mar*[37], onde você percebe que irá permanecer isolado, sob o destino do *remo*,[64] que pode não ser suficiente para chegar ao seu destino...". Um *comandante de embarcação*[19] está sempre atento ao que o *mar*[37] está dizendo e catalisa ou administra as diversas situações em favor do sucesso da *viagem*.[78]

Quer saber o que precisa ser mudado em sua vida para viver melhor? Pergunte às suas dificuldades, dores e sofrimentos o que eles querem te ensinar. Faça como a *embarcação*[24] que escuta o *mar*... Verifique detalhadamente qual o aprendizado de cada situação. Analise o que Deus quer ensinar a partir dos *remos*[64] que perdemos, da *maresia*[40] que não neutralizamos, da ausência de *vento*[76] que tantas vezes nos faz sentir um *calor*[15] infernal. Tudo isso é o que o *mar*[37] está dizendo...

Você tem poucos amigos? Veja se está sendo amigo suficiente para merecer a amizade sincera de quem não se aproxima de você. As coisas têm ido mal no trabalho? Veja se você está dando mais do que recebe pelo que faz, porque é essa diferença que mantém você em condições de lutar por melhores oportunidades. Está difícil conquistar ou manter um grande amor? Veja primeiramente se você não está procurando esse amor no lugar errado (procurar o grande amor no lugar onde se diverte, corre-se o risco de ser apenas a diversão). Veja se está amando por transbordamento, porque ninguém pode amar sem que esteja completamente inundado pelo amor. Lembre-se, tudo o que o *mar*[37] quer é transformar-se em oceano.[52]

Amor represado é desperdício de energia. Deixe o fluxo de amor (amor ágape) passar por você e ele atrairá o amor verdadeiro. Busque transbordar o amor na direção do seu grande amor, que muitas vezes está sendo *mar*[37] em sua vida e dizendo o que é necessário para *navegar*[50] melhor. Veja-o com outro olhar senão o da reprovação pelas atitudes usuais. Essas são suas atitudes, não ele ou ela.

Como no *mar*[37] sem *vento*[76] não é fácil de *navegar*,[50] entenda que é necessário algo mais para que sua vida amorosa navegue bem. É necessário *vento*,[76] muito *vento*,[76] mas é essencial a intimidade, porque *remos*,[64] *velas*[74] e *ventos*[76] funcionam melhores se estão próximos e sincronizados.

Vejo casais que vivem distantes fisicamente um do outro e esperam que o desejo de permanecerem unidos brote da distância, pela saudade. O mecanismo ideal é inverso, a intimidade, a confiança, o desejo de celebrar a presença amorosa é que deve nortear essa relação. Depois, quando ouvimos as queixas dos que se sentem deprimidos, rejeitados, humilhados pela indiferença, pela traição, pelo abandono e pelo descaso, concluímos que alguém *navegou*[50] sozinho em algum momento da *viagem*.[78] Faltou assumir um *norte*[51] juntos. Faltou escutar o que o *mar*[37] estava dizendo...

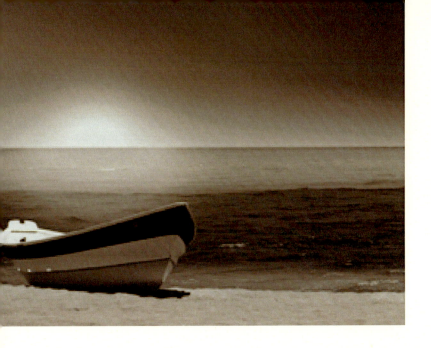

−14−
Leve só o necessário para a viagem

Quero estar totalmente vulnerável ao julgamento Divino quando estiver certo de que posso fazê-lo. Enquanto isso, tento esvaziar-me de tudo que impede meu navegar. Como não sei quando acabará a viagem que já começou, melhor não me apegar a nada que não caiba completamente no meu coração...

(Cláudio Bomtempo)

Recentemente, ouvi o depoimento de uma sobrevivente ao *naufrágio*[43] do luxuoso transatlântico Costa Concórdia, na Itália, em janeiro de 2012. Um dos quatro maiores e mais bem equipados navios do mundo. Um custo aproximado de 450 milhões de euros. Com equipamentos de última geração que permitiam que o navio se deslocasse até sozinho, via satélite, com comando à distância, antecipando qualquer possível ameaça à segurança da *viagem*.[78]

Essa sobrevivente questionava como era possível um navio com todas essas "virtudes" *naufragar*[43] de uma maneira tão absurda, com menos de três horas de *viagem*[78] do último ponto de origem. Ela conta que o tumulto foi generalizado ao saberem que todos deveriam deixar o navio. Seriam mais de três mil pessoas ao mesmo tempo, de forma desesperada, lutando pelas suas vidas e contra um *naufrágio*[43]... Teve tempo ainda de correr à sua cabine para pegar seu passaporte, seus objetos pessoais, enfiá-los nos bolsos da jaqueta ou da calça e sair correndo em busca de um bote salva-vidas.

Quando escutei o relato da moça me coloquei no lugar dela e senti grande sensação de desespero e angústia. Mas quando escutei que ela retornou à sua cabine para buscar seus objetos pessoais, decepcionei-me profundamente com ela e comigo mesmo. Porque assim como ela, eu (e muitos de nós), provavelmente, também voltaria para tentar salvar alguma de minhas "coisas".

Estamos cheios de "coisas". Nossa *embarcação*[24] está com excesso de peso provocado pelas inúmeras *cargas*[17] que trazemos ao longo de nossa *viagem*.[78] *Cargas*[17] na sua grande maioria desnecessárias, porque as necessárias para *navegar*[50] temos pressa em dividir e dizer aos outros que as temos em nossa *embarcação*,[24] quando não pela segurança da *viagem*,[78] por pura vaidade.

Navegamos no limite. Estamos o tempo todo preocupados se vamos ter que voltar à nossa cabine para buscar nossos pertences. Estamos a todo o momento preocupados se não vão roubar nossas bagagens. Quantos no referido *naufrágio*[43] não deixaram para trás, presos no cofre de suas luxuosas cabines, seus pertences que julgavam ter valor, levados a bordo para impressionar aos outros? Pode parecer absurdo, mas no momento em que nos vemos diante de uma situação desesperadora, ainda somos capazes de voltar para buscar algo de valor material. Se fosse um bote inflável, ou as chaves de um *jet ski* à espera, ou qualquer coisa que fizesse diferença entre a vida e a morte, talvez valesse a pena voltar à cabine...

Estamos tão viciados no "ter", que quando estamos numa situação entre "ser" e "não ser," ainda tentamos uma terceira opção: ele mesmo, o "ter", que nos dá uma sensação de algo material, palpável, que nos mantenha com a esperança de viver, ainda que seja alguns dólares para subornar o condutor do bote salva-vidas para sair primeiro... Estamos viciados no "ter". Dependentes de possuir algo para não *naufragar*.[43]

Leve só o necessário para a *viagem*.[78] Leve aquilo que lhe seja suficiente para *navegar*[50] com segurança e conforto, mas não leve aquilo que é material e que atrapalha a sua *viagem*.[78] Não leve peso que atrapalhe o seu *resgate*[66] em caso de *naufrágio*[43]. Não leve outro peso senão o do seu conhecimento e da sua consciência tranquila, porque estes não pesam, ao contrário, jogam você para cima e te fazem flutuar enquanto tantos se afundam com seus bens materiais, nos mais profundos *oceanos*.[52]

Existem pesos que não são materiais que também nos puxam para baixo e atrapalham a nossa navegação. Existem pesos que grudam na nossa alma como óleo poluído nas asas das gaivotas que mergulham para pescar. São os pesos que nos acusam e tiram nossa *embarcação*[24] do rumo e das coordenadas certas, tiram-nos do nosso *norte*.[51]

Trazemos grudados à nossa *embarcação*[24] ciúmes, vinganças, inve-jas, soberbas, desdéns, paixões, desamores, ódios, mentiras, traições, desperdícios e tantas outras formas de misérias, que nossa *embarcação*[24] fica pesada demais para *navegar*,[50] impossível seguir caminho. O *vento*[76] jamais será forte o suficiente para nos fazer *navegar*[50] com as *velas*,[74] nem mesmo os *motores propulsores*[42] serão suficientes para nos tirar das mesmas águas se não nos livrarmos desses pesos.

Lembro-me de quando estive em Israel, na Cidade de Tiberíades, no *mar*[37] da Galileia, também conhecido como *mar*[37] de Tiberíades ou Lago de Genesaré, a aproximadamente 90 km a nordeste de Jerusalém, local em que Jesus esteve várias vezes com os discípulos.

Nesse local, no meio do *mar*[37], um padre e amigo muito especial que nos acompanhava, pediu ao comandante da *embarcação*[19] que desli-gasse os motores e deixasse o *barco*[9] flutuar sozinho por algum tempo... Pediu a todos os presentes que chegassem até a beira da *embarcação*[24] e no silêncio que se fazia, imaginássemos que aquele *barco*[9] iria afundar porque estava com excesso de peso.

Deu uma pausa e sugeriu, já que Jesus havia estado ali antes, presente naquele local, que fizéssemos o exercício de jogar para Ele todos os pesos que carregássemos na alma naquele momento; que fosse jogado ao *mar*[37] da Galileia tudo aquilo que nos pesava e fazia com que nossa *embarcação*[24] corresse risco de *naufragar*.[43]

Foi um momento inesquecível, possível somente para os que tiveram a humildade de jogar seus pesos fora, para os que fizeram a opção de mudar, de ficar livre do que pesava em seus corações. Esse é o grande segredo para se *navegar*[50] bem: jogar os pesos na água, ficar só com as coisas boas e a consciência tranquila, flutuando leve, deixando que as *velas*[74] nos levem com uma brisa suave.

Jesus recebe esse peso de nossa *embarcação*.[24] A *embarcação*[24] fica muito mais leve. Ele até nos prepara uma fogueira na praia para comer-mos juntos os *peixes*[54] que pescarmos (Jo 21-9), mas a decisão de levar só o necessário é nossa! Então, levemos o amor ao nosso próximo, levemos a nossa capacidade de perdoar, levemos o bem que existe dentro de nós.

Navios supermodernos naufragam, principalmente pelas ações de seus *comandantes*[19]. Jangadas permanecem íntegras mesmo após *tempestades.*[70] Guardadas as devidas proporções, ambas as *embarcações*[24] dependem da capacidade de seu *comandante*[19] em analisar o que é o mínimo necessário para se *navegar*[50] com segurança.

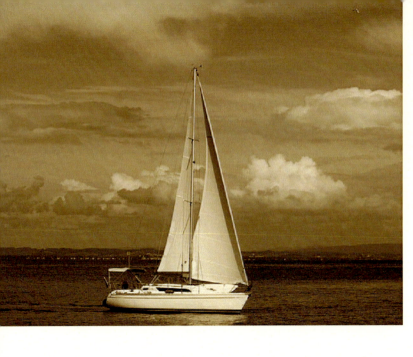

-15-
Aproveite a *viagem*[78]

Ó, meu Deus, isto é a minha alma: qualquer coisa que flutua sobre este corpo efêmero e precário, como o vento largo do oceano sobre a areia passiva e inúmera... (Cecília Meireles)

Você já parou para se perguntar por que, vendo de longe, existem águas que, embora transparentes, parecem ser azuis, outras verdes, outras marrons e outras até pretas? Existem respostas simples para esses fenômenos. Você já parou para se perguntar por que o arco-íris tem sete cores e faz um arco com essas cores? Existem respostas simples para esses fenômenos. E você já parou para se perguntar por que as bolas de sabão são coloridas e porque são redondas se ar não tem forma? Mais uma vez, existem respostas simples para esses fenômenos.

O que é difícil de responder é por que nós gastamos tanto tempo procurando tantas respostas? Por que gastamos tanto tempo pensando em questões que já têm suas próprias respostas e, na prática, pouco ou nada mudam nossa capacidade de *navegar*,[50] admirar e desfrutar o momento diante de coisas tão belas. É como se navegássemos preocupados com a cor do *assoalho do barco*[6] e perdêssemos a oportunidade de desfrutar das gotas de água respingadas carinhosamente em nossa face pelo contato do *barco*[9] com o *mar*[37].

Deixamos de viver o presente, que é enxergar a linha de encontro da água com o céu, e ficamos presos a detalhes colocados perto de nós para tirar nosso olhar do *norte*[51]-horizonte. Perdemos os grandes *peixes*[54]

— 81 —

por ficar olhando apenas o *assoalho do barco*,[6] deixando nosso olhar voltado para baixo, deixando passar despercebido o horizonte, onde temos maiores possibilidades de encontrar o que procuramos. Quem fica olhando para o *assoalho do barco*[6] não aproveita a *viagem*,[78] corre o risco de enxergar o próprio umbigo e não ver a *beleza*[11] que salta aos olhos de quem presta a atenção à *viagem*.[78]

Gaste menos tempo se questionando sobre os detalhes das cores da água e gaste mais tempo admirando sua *beleza*,[11] a razão pela qual foram criadas e o quanto fazem bem para sua *viagem*.[78] Apresse-se em deslizar sobre as diversas cores de água enquanto seu *barco*[9] ainda pode fazê-lo. Descubra a profundidade dos *mares*[37] passeando por eles, olhando os horizontes, buscando o *norte*.[51]

Gaste menos tempo pensando no motivo pelo qual o arco-íris tem sete cores e gaste mais tempo desfrutando de sua *beleza*[11] fugaz, que aparece poucas vezes na *viagem*.[78] Apresse-se em buscar os tempos ensolarados com chuva leve porque a chance de você desfrutar a *beleza*[11] de um arco-íris será bem maior. Brinque de passar debaixo do arco-íris e verifique pessoalmente que essa experiência só muda os mitos infantis que cresceram conosco, que não passa de mais uma metáfora do envelhecimento que quer dizer: passe pelo arco-íris e amadureça seus pensamentos infantis, deslumbre-se com a verdadeira *beleza*[11] em qualquer nível da *viagem*![78]

Gaste menos tempo questionando as intrigantes questões acerca das bolas de sabão, mas detenha-se a comparar a *beleza*[11] de muitas, várias, milhares de bolas de sabão, ao mesmo tempo, soltas em *alto--mar*[5] hoje, e a *beleza*[11] que você via ao admirá-las quando criança, tentando estourar as que estavam mais próximas: nada mudou! Exceto sua percepção de que precisa gastar mais tempo admirando e estourando bolas de sabão hoje, para te dar a clara e nítida certeza de que está vivo, presente no hoje, percebendo pela *beleza*[11] das bolas de sabão, que elas também trazem uma grande metáfora consigo: bolas de sabão são como a felicidade: não dá para fazer bola muito grande, mas a *beleza*[11] está em ver e até tocar o maior número das pequenas que, juntas, fazem o grande e verdadeiro espetáculo.

Apresse-se em fazer suas próprias bolas de sabão. Não espere encontrar um vendedor ambulante em uma praça. Pegue os talos de mamona ou mamão, faça sua mistura com água, detergente e sabão em pó, mas se quiser maior qualidade nas bolas, use o velho e caseiro sabão preto, que se fazia na roça, ou, como tudo que queremos que tenha sucesso na vida, adicionemos doçura (açúcar para ser mais exato) – esse ingrediente, junto à água e ao sabão, melhora a performance das bolas de sabão e ainda as tornam mais coloridas e, portanto, mais dignas de serem apreciadas. Não importa como, crie você mesmo o seu espetáculo, e cada bola pequena será pedaço de pura felicidade voando por aí, mas nascida do ar de seus pulmões!

Aproveite a *viagem*,[78] não se perca nos "porquês" nem mesmo nos "pra quês" que, às vezes, são tão úteis no entendimento das *tempestades*.[70] Eles são como fatores de distração para um equilibrista que atravessa uma corda-bamba de um ponto ao outro. Se tentar tirar o olhar de um ponto fixo à sua frente, desequilibra-se e pode facilmente cair.

Na "corda-bamba" da *viagem*,[78] o ponto fixo a ser olhado é o *norte*.[51] Nossas distrações são *tempestades*[70] que foram enfrentadas de maneira errada ou mal calculada. Nosso desequilíbrio acontece quando desprezamos a *bússola*,[13] o *rádio*,[61] a *carta de navegação*,[18] e nos expomos ao *naufrágio*[43]. O segredo da navegação correta é não tirar o olhar do *norte*.[51] É lá que está todo nosso sentido e direção. Então, ajuste as *velas*[74] ao *vento*[76], mire o *norte*[51] e aproveite a *viagem*.[78] Sim, apenas aproveite a *viagem*[78].

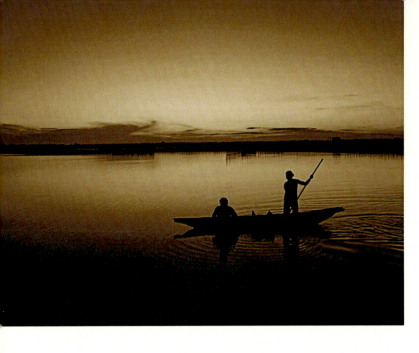

–16–
Ele pilota, você curte a *viagem*!⁷⁸

> *Se tudo que Deus faz é bom, então até aquilo que julgo ser ruim no momento de fraqueza antecede o bem que virá. É só aprender a esperar...*
>
> (Cláudio Bomtempo)

Na primeira vez que levei minha filha para andar de *jet ski* aprendi algo sobre Deus que jamais esqueci. É que, como uma filha na garupa de um pai responsável e amoroso, pode-se descobrir que Deus age da mesma forma conosco quando nos libera para andar sobre as águas da vida...

Eu acelerava o equipamento e na mesma proporção em que eu descarregava a força do meu dedo no acelerador, ela também me apertava e encostava sua face nas minhas costas. Se eu pudesse ver o que acontecia nas minhas costas, certamente a veria fechando e apertando os olhos à medida que me abraçava por trás, transferindo seu medo para aquele abraço, que lhe dava segurança. Esse abraço, a seguir, faria-a relaxar e sentir a deliciosa sensação de cruzar rapidamente de uma margem a outra um largo e volumoso *rio*.³⁷

Eu queria que ela sentisse o prazer do *vento*⁷⁶ batendo em seu rosto, as pequenas gotas de água espirrando carinhosamente em seus braços e a sensação da água molhando seus pés, tornando-a cada vez mais presente naquele momento inédito. E tudo isso agarrada à minha cintura. É quase como diz a música: "O melhor lugar do mundo é dentro de um abraço...".

Imagino que nossa relação com Deus deva ser assim também, de confiança e esperança no prazer verdadeiro que virá. Mas não é uma sensação inconsequente, imediata, e, sim, fruto do desenvolver da confiança, do conhecimento, da convivência contínua e de um profundo respeito, que o que nos permite cruzar as águas é saber que quem pilota sabe o que faz e vai te levar em segurança. Mais do que isso, se você cair, vai te recolocar na garupa e, sem te machucar, vai te levar para casa em segurança.

Guardadas as devidas diferenças pela necessidade metafórica, Deus está no comando de nossa *viagem*,[78] e quanto mais aceleramos nossa *embarcação*[24] sobre os *mares*[37] e *rios*,[37] mais devemos abraçá-lo e curtir a *viagem*,[78] ainda que no início fechemos nossos olhos com medo do que vem pela frente...

Foi para mim e minha filha uma experiência inesquecível, e para nossa relação com Deus também, e sempre será em todas as nossas viagens, afinal, toda vez que nos entregamos com total confiança a Deus, a ponto de fechar os olhos, abraçá-Lo ou à Sua Cruz, e curtir tudo o que vier pela frente, seja algo bom ou ruim, será sempre uma experiência magnífica, carregada de sucesso, amadurecimento humano e espiritual.

Faça a experiência de se sentir no meio de um abraço com Jesus... Ele pilota, você fecha os olhos e curte a *viagem*.[78] Você sente as gotículas de água, o *vento*[76] no rosto, os pés molhados... Os *rios*[37] e os *mares*[37] tornam-se calmos e próximos porque Ele pilota. Seu único trabalho é abraçá-Lo fortemente para não cair... Depois de algum tempo, a sensação de confiança e total entrega toma conta de você e você decidirá abrir os olhos para curtir melhor a *viagem*,[78] e aproveitar também a paisagem, olhar os detalhes de todas as margens e até das nuvens, que mudam seu formato no encontro com o *vento*.[76]

Desfrutar a presença Dele na *viagem*[78] é receber gratuitamente as graças necessárias para viver bem. É ter certeza de que por mais que os *ventos*[76] soprem contra, que as *tempestades*[70] e os *icebergs*[31] mudem temporariamente nossas rotas, Ele jamais abandonará o *barco*.[9] Mais do que isso, o *naufrágio*[43] nos levará a conhecê-Lo na hora certa...

Mas enquanto o *sol*[69] brilha, o *vento*[76] sopra, os *peixes*[54] nos alimentam e nossa *embarcação*[24] segue a *viagem*,[78] nossa obrigação é apenas honrar a missão a nós concedida, entregando-nos ao trabalho de navegar[50] bem, de cuidar dos *mares*[37] por onde passamos, de fazer o que precisa ser feito apesar de nosso humano medo. Deixemos, então, a brisa acariciar nossa face enquanto, dentro de um abraço, depositamos todos os nossos medos e nossas lamentações, todas as nossas inseguranças e nossa falta de experiência.

Ele cuida de tudo, Ele se preocupa em abastecer a *embarcação*,[24] Ele se preocupa com o que precisa ter preocupação. A nós cabem apenas as escolhas certas, a confiança total Nele, a visão do *norte*,[51] porém sem deixar de conhecer bem as outras direções, para reconhecer facilmente o *norte*,[51] independentemente da direção em que nos encontrarmos. E não se esqueça, quem sempre pilota é Ele! Você apenas curte a *viagem*...[78]

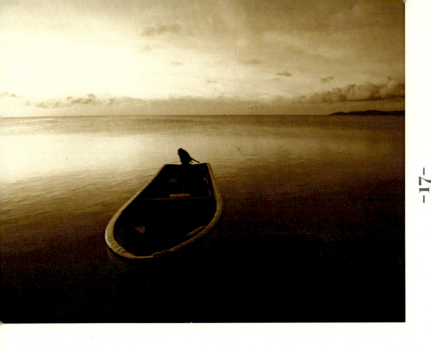

−17−
Não dá para mudar os ventos,[76] mas dá para ajustar as *velas*...[74]

O pessimista se queixa do vento, o otimista espera que ele mude e o realista ajusta as velas.

(William George Ward)

    Existem *ventos*[76] que chegam de repente e pegam as *embarcações*[24] de surpresa, fazem um estrago imenso porque não são esperados. Mas o bom navegador é aquele que se antecipa ao risco. Ele verifica a consistência das *velas*,[74] prepara-as sabendo que por elas o *vento*[76] passará deslizando com intensidades diversas e precisa fazê-lo para que a *embarcação*[24] chegue ao seu destino. *Velas*[74] inflexíveis não são tão eficazes. *Velas*[74] flácidas demais vão exigir muito mais *vento*[76] do que o suficiente. O bom navegador avalia as condições do tempo para programar sua *viagem*[78] em segurança.

    Não dá para mudar os *ventos*:[76] significa que não são apenas as *velas*[74] que nos levam aos nossos destinos, mas essencialmente o *vento*,[76] silencioso, invisível. Nossas *velas*[74] são a forma que temos em mãos de mudar a direção dos *ventos*.[76] Nosso destino, sem *velas*[74] está na mão do *vento*[76] e este sopra para todos os lados e com intensidade nem sempre adequada aos nossos desejos...

    Já reparou na *beleza*[11] do *vento?*[76] Evidente que você não a vê no *vento*,[76] mas em tudo o que *nela* implica a ação *dele*. A *beleza*[11] se apresenta na forma de pássaros, que se sustentam por tanto tempo imóveis no céu pela ação do *vento*,[76] permitindo que escolham sua presa ou seu alimento.

Você já reparou na *beleza*[11] de um voo estático de uma gaivota à procura de cardumes próximo às pedras? A *vela*[74] que mantém a gaivota sustentando o voo são suas próprias asas. O *vento*?[76] Não vemos. A *beleza*?[11] Apresenta-se como a surpresa de ver a gaivota ajustando suas asas ao *vento*[76] com tamanha *perfeição*.[55] *Beleza*[11] e *perfeição*[55] estão sempre presentes onde se tem *velas*[74] e *vento*.[76]

Aprendo muito com a minha esposa em diversas situações do dia a dia, e tem uma situação em especial sobre a qual devo fazer uma observação, com relação a viagens... Ainda que ela viaje para um local muito *frio*,[29] leva uma roupa mais fresca, caso, naquele dia, faça *calor*.[15] Quando vamos ao *norte*[51] ou nordeste do Brasil, tem sempre um casaquinho na bagagem porque sabe como é, pode ser que aconteça uma queda brusca de temperatura, sem falar no ar condicionado...

Digo que aprendo porque frequentemente me surpreendo com a intuição dela, ou seria antecipação de risco? Um ou outro nos faz *navegar*[50] com mais conforto, apesar do peso que provoca na bagagem. Existem pesos que não deveriam se chamar pesos, mas necessidades, que precisam ser carregadas de acordo com nossa intuição. Veja, por exemplo, o chamado "plano B" de um profissional. É uma necessidade que se leva pela vida, até mesmo como um peso, mas que é necessário caso uma *tempestade*[70] o surpreenda no meio da *viagem*.[78] Quantos profissionais, sem um plano B, perderam-se no *mar*[37] da vida e permanecem à *deriva*,[10] porque não trouxeram em sua bagagem um "casaquinho de lã" ou uma "roupa mais fresca"?.

Ajustar as *velas*[74] quando não se pode mudar os *ventos*[76] é estar preparado para o inesperado. Mas como se preparar para o que não se espera? Assim como minha esposa prepara a mala de *viagem*.[78] Com a intuição de quem já fez outras *viagens*[78] e sentiu *frio*[29] ou *calor*[15] quando não esperava. Se quisesse trocar todas as palavras desta página por uma só, eu trocaria por esperança! Qual palavra seria mais precisa do que essa para expressar o que é ajustar as *velas*[74] ao *vento*[76]? O que não é a esperança, senão desejar amorosamente que as coisas aconteçam de forma positiva, também fora de nós, quando dentro já estão acontecendo? Metaforicamente dizendo: o que não é o desejo de terminar bem a *viagem*[78] senão cuidar de cada detalhe das *velas*[74] para que, no silêncio do *vento*,[76] expresse-se a *beleza*[11] da chegada ao nosso destino?

Para se manter na *embarcação*[24] mesmo durante *ventos*[76] fortes que derrubam os despreparados para a *viagem*,[78] é necessário ter coragem, que não é ausência de medo, mas, sim, fazer o que precisa ser feito, apesar do medo.

Certa vez, uma corajosa e pequena *embarcação*[24] que cruzava o *mar*[37] em uma[78] longa viagem que já durava mais de 100 anos, ensinou--me muito sobre coragem de *navegar*[50] e de manter as *velas*[74] adequadas ao *vento*.[76] Ela me contou que durante algum tempo vivera à *deriva*[10] e usara vários tipos de *combustíveis impróprios*[21] para a navegação, esteve mesmo na *lanterna dos afogados*.[34]

Ressurgiu das águas após tomar consciência de que suas *velas*[74] ainda podiam levá-la adiante, apesar da perda de potência de seu *motor*[41] e do *frio*[29] que sentia *em alto-mar*.[5] Coragem! Pareciam dizer suas *velas*.[74] Ao retornar para *terra firme*,[71] parecia continuar escutando a mesma palavra: Coragem! Foi aí que ela me ensinou que *velas*[74] funcionam tanto em terra quanto em alto-mar,[5] que elas não passam de grandes metá-foras a nos dizer para que lado devemos levar nossas embarcações,[24] para que elas estejam seguras em terra ou naveguem bem.

Essa centenária *embarcação*[24] permanece no *mar*[37], ensinando a tantos como permanecer em águas calmas apesar dos *mares*[37] agitados, do *frio*,[29] do *calor*[15] e da falta de peixe. Ela permanece escutando suas *velas*[74] sussurrarem com *beleza*:[11] Coragem!

Tenho visto muita gente arriscando suas *embarcações*,[24] passando por *tempestades*,[70] *bancos de areia*[8] e *icebergs*,[31] sem adequar as *velas*[74] a cada situação, deixando de cuidar daquilo que dá sentido à *viagem*.[78] Passam próximos dos *icebergs*[31] sem se lembrarem de que eles podem desmoronar sobre nós, necessitam ser vistos à distância, com cautela. Acreditam que *bancos de areia*[8] e *tempestades*[70] não aparecem sem dar aviso. Nosso melhor remédio contra a mudança dos *ventos*[76] sempre será ajustar as *velas*,[74] administrar a força dos *motores propulsores*[42] para que o *vento*[76] seja sempre um aliado, seja lá qual o for o lado que ele sopre.

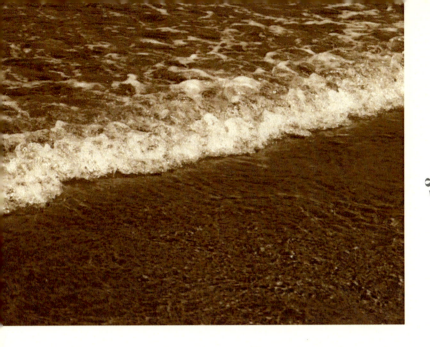

–18–
Se precisar, saiba quem abre os *mares*[37] para você passar...

"Existe um paradoxo na beleza humana: quanto mais nos conscientizamos de nossa imperfeição, mais nos tornamos perfeitos para o projeto do reino de Deus. Assumir-se imperfeito abre os mares para se encontrar o perfeito!".
(Cláudio Bomtempo)

Todo grande navio, sendo de carga ou não, quando chega próximo ao porto, aproximadamente 200 milhas ou 3.600 metros dele, necessita de um profissional acostumado com o trânsito do porto, pessoa que saiba levar em segurança, *embarcações*[24] tão valiosas e suas respectivas *cargas*,[17] onde poderão passar para *terra firme*,[71] chegando ao local adequado para embarque e desembarque nas docas ou portos, ajudando a manobrar a *embarcação*.[24]

Poucas pessoas conhecem esse profissional, que é chamado de "prático". Sua missão é estar ali, de prontidão, com seu *rádio*[61] na mão, à espera de uma *embarcação*[24] que chega ou sai, e embora até já tenha conhecimento dos locais de trânsito nos portos, necessita de um acompanhamento individual, uma assistência personalizada, uma orientação de como chegar mais rápido e em segurança ao destino.

Interessante é que o *"prático"*[59] não pilota a *embarcação*,[24] apenas a orienta no destino. Ele está presente, na maioria das vezes, quando a *embarcação*[24] está próxima de concluir seu objetivo, porque, afinal, quem navega é a *embarcação*,[24] ele apenas orienta a saída ou a chegada.

Esse profissional é muito valorizado porque são poucas as pessoas que conhecem bem as *embarcações*[24] e os portos que as esperam. Além disso, em algumas situações, o *"prático"*[59] precisa se arriscar um pouco ao subir na escada das grandes *embarcações.*[24] Isso acontece porque ele vai de lancha e é necessário pular no momento certo e agarrar a escada da *embarcação.*[24] Essa manobra do *"prático"*[59] muitas vezes é feita sob condições climáticas desfavoráveis, *tempestades*[70], sob neblina, chuva e na grande maioria das vezes, com o *mar agitado*[36] pela característica da região das 200 milhas.

O *"prático"*[59] deve ser alguém corajoso, ousado, que entenda de trabalho em equipe, porque, muitas vezes, terá que comandar, como um maestro rege uma orquestra, os rebocadores que dão apoio à operação e o próprio navio que necessita *atracar*[7] em *terra firme.*[71]

E quem somos nós senão *embarcações*[24] cujo *comandante*[19] sabe aonde quer chegar, tem os instrumentos para tal, mas precisa da presença de um *"prático"*[59] com a experiência ou o olhar dissociado da função de *comandante*? Ou quem somos nós senão *"práticos"*[59] que encontram pela frente *embarcações*[24] totalmente sem experiência, que navegam apenas no rumo do porto, sem saber como *atracar*[7] em segurança?

Quantos de nós *navegamos*[50], *navegamos*[50] e *navegamos*[50], mas quando falamos em *atracar,*[7] quando falamos em chegar à *terra firme,*[71] enche-mo-nos de medo, de insegurança. Por quê? Afinal, nossa missão não é *navegar*?[50] Sim, mas *atracar*[7] também é nossa missão, faz parte do *navegar,*[50] assim como o *zarpar.*[79]

Tem gente que acha que *navegar*[50] é apenas levar a *embarcação*[24] no mais *alto-mar*[5] e que se *navega*[50] apenas enquanto se permanece lá. *Navegar*[50] bem é saber como e a hora certa de *zarpar*[79], a hora de *navegar*[50] em águas rasas[4], a hora de *navegar*[50] em águas profundas e também saber a hora certa e como *atracar,*[7] e isso nem sempre quer dizer terminar a *viagem.*[78]

A ajuda de um *"prático"*[59] é sempre bem-vinda no *zarpar*[79] e no *atracar.*[7] Traz segurança, traz certeza de que não se está sozinho e de que ele sabe aonde vai te levar e com segurança. Entregar a *embarca-ção*[24] na mão de um *"prático"*[59] é também um exercício de humildade, de desprendimento, afinal, quantos *comandantes de* embarcação,[24] com tantos e tantos anos de experiência, tendo enfrentado tantas *tempestades*[70] durante as *viagens,* tendo em suas mãos os melhores e mais sofisticados equipamentos de navegação, confiam conscientemente o destino de suas *embarcações*[24] a alguém que, embora não seja totalmente desconhecido, não faz nem parte de sua *tripulação*[72].

É um dever e uma necessidade até de segurança, ter confiança, fidelidade e espírito de cooperação entre sua *tripulação*[72], mas a relação com o *"prático"*[59] é diferente. Há de se entregar em suas mãos e confiar em sua experiência e prática, a fidelidade, o espírito de cooperação e confiança. É um cheque em branco na mão de quem se tem fé de que irá cumprir fielmente com o compromisso assumido. Aliás, é exatamente isso que quer dizer fé.

Quantos de nós não assumimos a função de *"práticos"*[59] na *viagem*[78] de tantas *embarcações*[24] que navegam conosco... Auxiliamos aqueles que *zarpam*[79] na direção de viagens sonhadas por tantos e jamais imaginadas pelos *construtores das embarcações*.[22] Acompanhamos as *embarcações*[24] em seus destinos, dando a segurança necessária para chegar à *terra firme*.[71]

Muitos de nós construímos e às vezes retiramos pontes para que nossas *embarcações*[24] naveguem rumo ao seu destino. Arriscamos nossas vidas para que possamos ter acesso e possamos auxiliar quem, naquele momento, precisa de nós para *navegar*.[50] Mostramos as *ilhas desertas*[32] como possibilidade de habitação, mas mostramos também os riscos de se visitar e tentar *navegar*[50] por esses territórios.

Muitas vezes tomamos para nós a responsabilidade de guiar, como *"práticos"*[59] experientes, toda a *viagem*[78] de nossas *embarcações*,[24] como se essa fosse a nossa responsabilidade. Mas não é. *Barcos*[9] foram feitos para *navegar*[50] e dependem, principalmente, de seu *comandante*[19] e de sua *tripulação*, mas é incontestável que *barco*[9] sem *mar*[37], ou sem *vento*,[76] ou *motor*[41], é imperfeito, e só se navega bem na *perfeição*,[55] viemos dela e vamos para ela.

Devemos fazer o papel de *"práticos"*,[59] realizando nossa missão quando se fizer necessário e não tentando tomar o lugar da *perfeição*.[55] Estamos aqui para auxiliar as *embarcações*,[24] não para comandá-las o tempo todo. Cada *comandante*[19] deve fazer suas escolhas à luz da *beleza*,[11] que é o livre-arbítrio. Conduzir as *embarcações*[24] na direção certa, buscando qualidade e segurança para se *navegar*[50] com melhor qualidade, esse é o nosso objetivo.

Fico imaginando, na História, a presença de grandes *"práticos"*[59] da *navegação*[50] humana, e aqui vai um dos exemplos:

"Então Moisés estendeu a sua mão sobre o mar, e o Senhor fez retirar o mar por um forte vento oriental toda aquela noite; e o mar tornou-se seco, e as águas foram partidas.

E os filhos de Israel entraram pelo meio do mar em seco; e as águas foram-lhes como muro à sua direita e à sua esquerda.

E os egípcios os seguiram, e entraram atrás deles todos os cavalos de Faraó, os seus carros e os seus cavaleiros, até ao meio do mar.

E aconteceu que, na vigília daquela manhã, o Senhor, na coluna do fogo e da nuvem, viu o campo dos egípcios; e alvoroçou o campo dos egípcios.

E tirou-lhes as rodas dos seus carros, e dificultosamente os governavam. Então disseram os egípcios: 'Fujamos da face de Israel, porque o Senhor por eles peleja contra os egípcios'.

E disse o Senhor a Moisés: 'Estende a tua mão sobre o mar, para que as águas tornem sobre os egípcios, sobre os seus carros e sobre os seus cavaleiros'.

Então Moisés estendeu a sua mão sobre o mar, e o mar retornou a sua força ao amanhecer, e os egípcios, ao fugirem, foram de encontro a ele, e o Senhor derrubou os egípcios no meio do mar.

Porque as águas, tornando, cobriram os carros e os cavaleiros de todo o exército de Faraó, que os haviam seguido no mar; nenhum deles ficou.

Mas os filhos de Israel foram pelo meio do mar seco; e as águas foram-lhes como muro à sua mão direita e à sua esquerda.

Assim, o Senhor salvou Israel naquele dia da mão dos egípcios; e Israel viu os egípcios mortos na praia do mar.

E viu Israel a grande mão que o Senhor mostrara aos egípcios; e temeu o povo ao Senhor, e creu no Senhor e em Moisés, seu servo" (Êxodo 14:21-31).

Este é um dos exemplos mais significativos e significantes que vivemos na grande *viagem*[78] da humanidade: a ação de Moisés, conduzindo o povo por 40 anos no deserto do Egito. Mas o papel do *"prático"*[59] duraria tanto tempo? Não seria, então, só no início e/ou no final da caminhada? Depende do nosso campo de visão.

Se considerarmos que aquele povo precisava de um rumo para a sua vida, que necessitavam de alguém para dar o sentido do caminho, o *norte*[51] desejado, então consideramos a presença de Moisés tirando o povo da escravidão do Egito como o *"prático"*[59] que tira a *embarcação*[24] do porto e a coloca no caminho da *navegação*[50] para águas mais profundas,[2] mas em segurança, no início da *viagem*.[78] Mas se considerarmos que após tantos anos de escravidão, os quarenta anos de caminhada para sair daquela situação foram os momentos de chegada à terra prometida, o trabalho do *"prático"*[59] Moisés levou quarenta anos para ser realizado.

Não lhe faltou coragem, sobrou-lhe confiança para superar as *tempestades*,[70] porque ele tinha mais do que um *"prático"*[59] auxiliando sua missão, tinha a *perfeição*.[55] Por isso, quando lhe faltou alimento, recebeu o Manah: quando lhe sobrou sede, bateu na pedra e lhe veio a água, e quando foi necessário, o *mar*[37] se abriu para que ele e suas *embarcações*[24] passassem... Por tudo isso, saiba sempre quem abre os *mares*[37] para você passar.

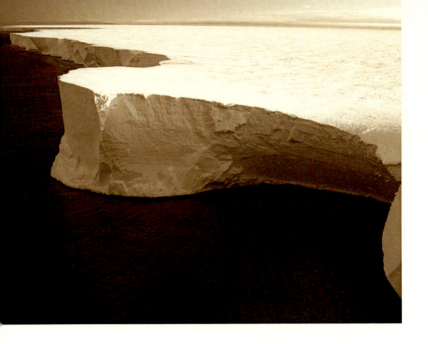

–19– Cuidado com os *icebergs!*[31]

> *Icebergs são como o caráter das pessoas. Demonstram apenas uma parte do que está por vir... Podemos ter ideia, mas nunca certeza, do tamanho e da profundidade que podem atingir.*
>
> (Cláudio Bomtempo)

Icebergs[31] são enormes pedaços de gelo, formados nos *mares*[37] mais gelados em que, muitas vezes, o que conseguimos ver das *embarcações*[24] são suas pontas, estando a grande e mais rígida porção submersa em águas mais profundas.[2]

Os *icebergs,*[31] apesar do seu tamanho, movimentam-se de acordo com os *ventos*[76] e as *correntezas*.[23] Por isso nem sempre podemos ver os mesmos *icebergs*[31] nos mesmos locais por onde navegamos. Eles também derretem, ainda mais com o aquecimento global evidente.

Icebergs[31] são como nossos problemas. Hoje aqui estão, amanhã lá estão. Muitas vezes são descongelados, destruídos pelo *calor*[15] de nossos corações; outras vezes são movidos pela nossa arrogância, displicência e até falta de conhecimento sobre o *navegar*.[50] Estão ali, escondendo volumoso e congelante conteúdo.

Muitos de nós estamos congelados, perdidos no meio dos *Icebergs*.[31] Nossas *embarcações*[24] muitas vezes são frágeis e não conseguem superar os maiores. Temos que desviar a rota, temos que mudar o curso da nossa navegação, temos que fortificar nossos *barcos*[9] se quisermos enfrentar pelo menos os pequenos *Icebergs*.[31] Os grandes, temos que ter humildade de reconhecer que não podemos enfrentá-los, mas podemos contorná-los.

Nossas *embarcações*[24] são dotadas de instrumentos de navegação que detectam esses blocos de gelo, com certa antecedência para que possamos desviar. Há uma certeza: ninguém pode ir a uma área de navegação com a presença dos *icebergs*[31] sem estar preparado para detectá-los antes de se chocar contra eles. A diferença, aqui, está em ter a humildade de acreditar nesses instrumentos de navegação. O próprio Titanic, que era equipado com instrumentos de navegação avançados para a época, sofreu seu abalo inicial pelo contato ignorado com um *iceberg*.[31] Faltou humildade ao comandante, faltou obediência, sobrou vaidade.

Existem alguns conceitos básicos e interessantes na arte de *navegar*.[50] Dois desses conceitos são fundamentais quando se fala em *navegar*[50] bem. Devemos pensar basicamente em duas situações: a primeira é chamada de *navegação marítima*[48] e, a segunda, de navegação de posicionamento. Esta última consiste em dominar as técnicas para se deslocar consciente da sua posição no *mar*[37].

Um exemplo disso é a *navegação de cabotagem*,[45] que consiste em conhecer pontos de referência descritos nas *cartas de navegação*[18] e se deixar conduzir por esses *pontos referenciais*[57] conhecidos (faróis, igrejas, fortes, torres, picos etc.). *Icebergs*[31] jamais servirão para a *navegação de cabotagem*[45] porque não são confiáveis, alteram suas posições de flutuação facilmente. Outro exemplo é a *navegação por estimativa*,[49] que consiste em se calcular a localização, por estimativas, a partir das *cartas de navegação*[18]. O terceiro exemplo é a *navegação astronômica*,[44] que se utiliza do tempo de *viagem*[78] e do principal instrumento, o sextante, para a localização da *embarcação*.[24]

Hoje, recursos tecnológicos facilitam muito a navegação, principalmente o GPS. *Embarcações*[24] que não sabem *navegar*[50] por meio da *navegação astronômica*,[44] podem chegar a lugar nenhum. É necessário saber onde se está e onde se quer chegar. Um *iceberg*[31] pode atrapalhar a navegação, mas quem usa bem a *navegação astronômica*[44] sabe bem como se desviar deles...

Já o conceito de *navegação marítima*[48] significa dominar as técnicas de circulação no *mar*[37]. Pode ser chamada de *navegação marítima costeira*[46] quando se navega com o olhar na costa, observando *terra firme*,[71] e isso dispensa alguns instrumentos, exceto a *carta de navegação*[18] e a *bússola*.[13] Pode se chamar *navegação marítima oceânica*[47] quando se navega em *alto-mar*,[5] necessitando, assim, de vários instrumentos de navegação, e o GPS e o radares são dois dos principais.

Quando se faz a *navegação marítima oceânica*[47] sabe-se que é necessária experiência, é necessário já saber de cor utilizar-se dos instrumentos diversos de navegação. *Navegar*[50] dessa forma requer pleno domínio dos instrumentos, mas a certeza da chegada, apesar dos *icebergs*,[31] é muito maior. Aliás, *icebergs*[31] não são totalmente ruins; pelo contrário, eles nos ensinam muito sobre humildade.

Humildade de dar a volta e não os enfrentar de peito aberto. De reconhecer que eles nos ensinam sua importância pela humildade de matar a sede de tantos a partir de seu degelo. *Icebergs*[31] nos ensinam a crescer na adversidade, mas também nos ensinam que seu conteúdo é água, muito próximo da constituição do corpo humano que é, em sua grande parte, água também... Então não se afaste deles, seja um deles. Conviva com os *icebergs*[31] como quem convive com pessoas difíceis.

Sei que você pode olhar ao seu redor e achar que está rodeado deles, mas lembre-se que, no fundo, eles são quase iguais a você. O que determina a diferença é a influência do meio. E quando o *calor*[15] do *sol*[69] degelar um deles, sobrará apenas água potável.[1] Não julgue os *icebergs*[31] pelo seu tamanho ou sua capacidade de importunar sua navegação. Aprenda com eles como *navegar*[50] melhor...

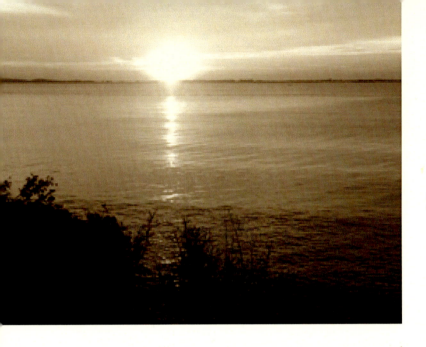

– 20 –

Jamais suje a água do *mar*[37], ainda que você pense que está navegando só...

> *Pensei que navegasse só, pensei que em alto-mar*[5] *ninguém me visse a não ser os peixes. Ignorei que minha alma tem olhos voltados para dentro e que minha consciência olha nos olhos da minha alma e pergunta a todo momento: isso é ético?*
> (Cláudio Bomtempo)

Certa vez visitei as salinas de Maragogi, no estado de Alagoas. Depois de alguns minutos de *barco*[9] sobre as águas claras saindo de Maceió, chegamos ao local, onde se verifica a formação de diversas piscinas naturais de acordo com o movimento das marés.

Ficamos surpresos pelo número de pessoas que lá já estavam, levados pelos diversos *barcos*[9] particulares e alugados pelas operadoras de turismo. Para todos os lados por onde se olhava, estavam pessoas encantadas pela *beleza*[11] dos corais que lá existem. Muitos se atreviam a mergulhar com equipamento para olhar de perto a *beleza*[11] daquela espetacular barreira de corais e toda variedade de *peixes*[54] que ali sobrevivem, principalmente pela presença dos corais. Um local privilegiado na *beleza*[11] e no potencial turístico que possibilita.

O intrigante do local é que, apesar de toda a orientação dos guias credenciados locais para que as pessoas não sujem a água, jogando seus detritos e destruindo de forma irresponsável o equilíbrio ecológico do local, verifica-se que muitos não respeitam isso, não seguem as orientações dadas, considerando que estão longe da civilização e que são apenas "um" no meio de tantos...

Muitos, na intenção de atrair os *peixes*[54] para próximos de si, levam ração para alimentá-los, mas esquecem suas sacolas plásticas para trás, que são levadas como recipientes para a ração. E como todos sabem, essas sacolas contribuem bastante para o desequilíbrio do ecossistema. Assim, um local maravilhoso, cheio de novidades e possíveis descobertas, passa a ser, quando mal utilizado, como forma de destruição de si próprio e das outras gerações.

Muitas vezes achamos que *navegamos* só. Olhamos para as outras *embarcações*[24] ao nosso redor, mas só processamos a nossa presença e, assim, vamos nos sentindo sós, mas não no sentido de solidão, no sentido de únicos donos do mundo. Quando tomamos tais atitudes, somos, além de egoístas, antiéticos. Ser ético é sempre fazer o certo, independentemente se estão nos vendo ou não. Por isso, jamais suje a água do *mar*[37], ainda que você pense que está *navegando* só...

Embarcações[24] que sujaram o *mar*[37] ou que levaram aqueles que sujaram podem pagar o mesmo preço que eles pela atitude egoísta. Veja o exemplo de Maragogi. Quem leva os turistas inconscientes, que poluem um paraíso como aquele, sofre com a destruição da *beleza*[11] do local, e isso afasta, primeiro, aqueles que são simpatizantes da conservação do local; depois, aqueles que não concordam com a forma de exploração da natureza que não preserva o suficiente; por fim, afastar-se-ão aqueles que não veem mais atração ali, mais nada de interessante, porque foi tudo destruído.

Existem *embarcações*[24] que vão pelos *mares*[37] desconsiderando totalmente a possibilidade de terem que parar de *navegar*[50] por falta do que é básico para se permanecer navegando: a água. Se não para a flutuação da própria *embarcação*,[24] também para a hidratação dos *tripulantes.*[72] Mas essa possibilidade vem cada vez mais frequente em nossas *viagens*[78] e enquanto não formos capazes de nos responsabilizarmos pelos *mares*[37] em que navegamos, perderemos a possibilidade de chegarmos inteiros em terras ainda não exploradas, em paraísos ainda não conhecidos. Assim, desde a forma que pescamos e comemos nossos *peixes*[54] até o tipo de *combustível adequado*[20] ou *impróprio*[21] que colocamos em nosso *barco*,[9] devemos estar atentos ao que, embora não nos afete imediatamente, pode significar sujeira na água do *mar*[37] que por nós será percebido apenas nas outras gerações.

Jamais sujar a água do *mar*[37] é a metáfora da ética em todas as fases de nossas vidas. É entender que não *navegamos*[50] só e portanto, devemos entender que cada ação equivocada para com o meio ambiente, irá repercutir seriamente no nosso *navegar*,[50] mesmo que se desconheça que não navega só...

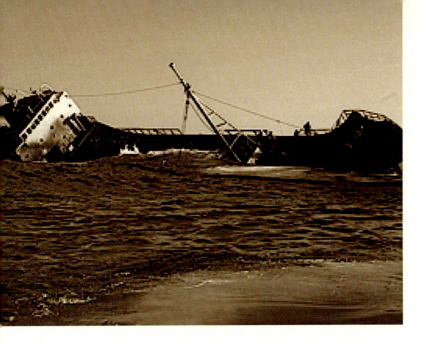

-21-

Barco[9] *no estaleiro*,[27] cuidado com os reparos

> *Reparar um pequeno furo no casco, de dentro para fora, durante o navegar, pode ser mais fácil, por se ver por onde entra a água do naufrágio... O estaleiro é necessário porque muitos reparos tem que ser feitos também de fora para dentro...*
> (Cláudio Bomtempo)

Você já viu um *barco*[9] no *estaleiro*?[27] Muitas vezes, nós precisamos *atracar*[7] nosso *barco*[9] para fazer manutenção. Às vezes, manutenção preventiva, às vezes, curativa.

Manutenção preventiva no *barco*[9] da vida pode significar fazer um check-up de nossas condições básicas de saúde, pode ser verificar os níveis de gordura e açúcar do sangue, nossas funções cardíacas, enfim, nossos exames preventivos nas diversas etapas da *viagem*.[78]

Já uma manutenção curativa ou reparadora pode significar um acerto de detalhes em nosso barco,[9] que o façam *navegar*[50] melhor ou que nos impeçam de *navegar*[50] sob grande risco de *naufragar*.[43] Podemos fazer pequenos reparos, cuidar das consequências de se *navegar*[50] em águas tão agitadas, sob a luz do *sol*[69] escaldante e das *tempestades*[70] ao longo dos anos.

Estar no *estaleiro*[27] nem sempre significa ir ao médico ou ao hospital, significa estar em manutenção. Todos os *barcos*[9] sempre têm alguma manutenção a fazer, seja preventiva ou não. Somos sempre *embarcações* em construção... Se não em construção, em obras, em reparos. Tem sempre um acessório para ser colocado, tem sempre um equipamento de segurança a ser implantado.

O que mais importa ao levarmos nossos *barcos*[9] para o *estaleiro*[27] é saber que, durante a manutenção, peças podem cair, acidentes podem ocorrer, ferramentas podem se desprender das mãos e outras pessoas que estão fora da embarcação[24] ou que viajam com ela podem vir a se machucar. É preciso, quando se leva uma *embarcação*[24] para manutenção, que se proteja bem os arredores, que as áreas que podem ser atingidas, feridas, por nossas ausências, mudanças de comportamento, lágrimas inexplicáveis e tantas outras sensações comuns a quem está em processo de cura e reparação, sejam protegidas dos estilhaços.

Levar a *embarcação*[24] para o *estaleiro*[27] é mergulhar no *mar*[37] de incertezas que trazemos conosco, buscando as curas que tanto precisamos para *navegar*[50] melhor. As *tempestades*[70] nos machucam, tiram-nos o sono, deixam-nos com fome, levam quem mais amamos ou não nos deixam conhecer quem desejamos tanto amar. Destroem nossos sonhos, humilham-nos e nos apresentam a uma sensação de impotência diante da grandeza e instabilidade desse *mar*[37]. Por isso precisamos voltar frequentemente ao *estaleiro*,[27] para reparar os danos.

O *estaleiro*,[27] muitas vezes, está na oração, na meditação, na sintonia com Deus – o melhor reparador de *embarcações*[24] e criador de *mares* de que se tem notícia... Ele tem até um filho que é carpinteiro, dorme em *barcos*[9] durante a tempestade e as acalma quando tantos se preocupam ou se desesperam, e ainda anda sobre as águas...

Entregar-se ao *estaleiro*[27] de Deus é parar de correr de um lado para o outro como se pudéssemos desvendar todos os mistérios do *mar*[37] de uma só vez. É mergulhar na profundeza da oração e da consonância com um ser superior que nos repara, cura-nos, transforma-nos, restaura-nos, devolve-nos a dignidade, motiva-nos, ama-nos.

Esse é o grande reparo que buscamos: sentirmo-nos amados. Para isso, devemos acertar a direção de nossas *velas*,[74] para que a força do *vento*[76] *impetuoso*[75] nos faça chegar ao nosso destino com toda suavidade. Eis o grande paradoxo do *vento impetuoso*[75]: faz um *barco*[9] deslizar mais rápido, como se as águas estivessem mais calmas, quando o *vento*[76] forte provoca *mares*[37] agitados. Mas esse *vento é impetuoso*[75] e nos dá o rumo na direção do *porto seguro*,[58] da *terra firme*,[71] basta que nossas *velas*[74] estejam plenamente ajustadas ao *vento*.[76]

Sentir-se amado é uma forma leve de se *navegar*.[50] Deixar que o *vento*[76] deslize sobre toda superfície do *barco*,[9] da vela, e ventile todo o seu interior, sentindo-se tocado pelo seu frescor. Isso nos faz deslizar seguros e muito mais leves pelas águas de qualquer *mar*[37], ainda que, *mar traiçoeiro...*[38]

Colocar-se no *estaleiro*[27] é dar a oportunidade ao universo de nos levar de volta ao nosso primeiro amor. Muitos de nós nos afastamos do primeiro e grande amor de nossas vidas porque sofremos a influência de *ventos*[76] e *tempestades,*[70] que nos tiram do rumo amoroso da vida. Nosso primeiro amor sempre será o amor de Deus por nós, que tornou possível nossa vinda a este mundo. Antes dos novos portos, antes das novas terras descobertas, antes das novas ilhas jamais exploradas, nosso primeiro amor nos permitiu o princípio de tudo: *vavegar!*[50] Só navega bem quem faz manutenção preventiva no seu *barco,*[9] quem se prepara para as *tempestades*[70] com a experiência de quem já conheceu *naufrágios,* usando a experiência do outro com humildade, tem grande chance de se desvencilhar do pior.

No *estaleiro*[27] contamos com o ombro dos amigos, com o colo das pessoas amadas, mas contamos, principalmente, com a mão do arquiteto de todas as *embarcações*[24]... Ele pode tirar nossas ferrugens, limpar nossos cascos, para que a navegação se torne mais suave e nos leve a lugares mais longínquos conforme fomos concebidos para chegar.

É no *estaleiro*[27] que descobrimos falhas, pequenas rachaduras, possíveis alterações que se tornarão futuros naufrágios, mas ninguém se desloca para um *estaleiro*[27] sem humildade. A *embarcação*[24] tem que sentir que seus limites estão prestes a serem alcançados. É preciso baixar a guarda, reconhecer sua impotência diante das limitações até físicas do *barco.*[9]

Ir para o *estaleiro*[27] é um exercício de entrega, é um esvaziar-se de si próprio e um permitir-se à cura, um abastecimento daquilo que não se produz, é estender a mão para receber de forma humilde e consciente aquilo que necessitamos e ainda não possuímos. Levar-se para o *estaleiro*[27] pode ser apenas fechar os olhos e esvaziar-se de si próprio, deixando que a mão de Deus o repare, cure e o preencha de amor.

Diversas são as etapas que nos fazem sentir a necessidade de sermos restaurados. A primeira delas é perceber que nossos sonhos ou nossos destinos de nossas *embarcações*[24] estão mais difíceis de serem conquistados. Outra é a sensação de que não estamos produzindo aquilo de que somos capazes de produzir, ou de que estamos navegando em círculos. Esses são sinais claros de que o *estaleiro*[27] está nos chamando... Talvez, um reparo na humildade, uma recarga na fé, um aumento na generosidade, no perdão, na solidariedade e, acima de tudo, na criação de metas para *navegar*[50] com segurança no *mar*[37] da vida. Sair do *estaleiro*[27] com metas claras para *navegar*[50] com segurança nos faz ir além do que pretendíamos antes dos reparos.

A grande metáfora do *estaleiro*[27] é saber envelhecer com a humildade de parar sempre que for necessário para checar os caminhos que nos trouxeram até aqui e ordená-los para que nos levem exatamente ao local onde pretendemos ir. A grande sabedoria existente no *estaleiro*[27] é que precisamos ter consciência plena de que estamos em contínuo aprendizado, de que diminuir a velocidade com que executamos nossas tarefas no dia a dia pode ser necessário para que naveguemos sempre e por um tempo maior. E o que é mais importante: com sabedoria, valorizando o "ser" sobre o "ter", lição maior daqueles que já *navegaram*[50] nas águas que hoje navegamos e que chegaram ao seu destino ilesos, acolhidos no cais da outra vida como sábios heróis, carregando uma *tripulação*[72] fiel e consciente, fruto da generosidade pelo exemplo ou pelas ações do bem que o *comandante*[19] *da embarcação*[24] foi capaz de desenvolver enquanto esteve *embarcado*[25].

-22-

E se o *vento*[76] virar?

> *As paixões são como ventanias que enfurnam as velas dos navios, fazendo-os navegar; outras vezes podem fazê-los naufragar, mas se não fossem elas, não haveria viagens, nem aventuras, nem novas descobertas.*
>
> (Voltaire)

Fazemos a nossa *viagem*[78] quase sempre com medo. Medo de não conseguir chegar, medo de perder o que já navegamos, medo de ter que desviar de *icebergs*,[31] medo de faltar *peixe*, medo do *motor*[41] ou das *velas*[74] não funcionarem mais, medo de faltar *vento*,[76] medo do *vento*[76] vir em excesso a ponto de prejudicar a *viagem*.[78] Estamos em constante luta contra o medo do inesperado. Culturas orientais acreditam que o inesperado é sempre a *perfeição*[55] buscando evidenciar sua presença.

Quando o *mar*[37] parece estar calmo, pensamos insistentemente que tudo pode mudar, que um *vento*[76] forte e contra pode chegar e mudar a condição de aparente tranquilidade em que nos encontramos. Presos ao passado de experiências negativas, de *tempestades*[70] e *naufrágios*[43] já vividos por não sabermos controlar nossa *embarcação*,[24] cultivamos o medo de tudo se repetir. Mas e o contrário? Será possível, no meio de uma terrível *tempestade*[70], acreditar que o *vento*[76] pode virar e encontrarmos a imensa paz de um *mar*[37] tranquilo? Será sempre difícil para aqueles influenciados pela cultura do pessimismo, descrentes de que há formas de se dominar os *ventos*,[76] acalmar os *mares*[37], afastar as *tempestades*...[70]

Porém há, ainda, uma situação pior do que não acreditar que o *vento*[76] possa virar: continuar soprando no lugar do *vento*,[76] rasgando as *velas*[74] como se fosse o *vento*[76] forte, despejando saliva e suor como uma *tempestade*[70] agressiva e barulhenta. Muitos nem mesmo acreditam que as *tempestades*[70] passam, quanto mais que são eles próprios que as criam ou as tornam mais violentas. São capazes de fazer o próprio papel do *vento*[76] que chicoteia a *vela*[74], tirando sua eficácia diante de tamanha necessidade, diante do seu encontro com o *vento*.[76]

E Ele disse-lhes: Por que temeis, homens de pouca fé? Então, levantando-se, repreendeu os ventos e o mar, e seguiu-se uma grande bonança. E aqueles homens se maravilharam, dizendo: Que homem é este, que até os ventos e o mar lhe obedecem? (Mateus 8:26-27).

Há de se confiar na *perfeição*,[55] acreditar na *calmaria*.[14] Qual é o cenário ideal para se *navegar*[50]? Um pouco de *vento*,[76] suficiente para atiçar as *velas*[74] guiadas por uma *embarcação*[24] de qualidade, rumando para o *norte*,[51] sempre nosso destino... Nosso destino é encontrar a *perfeição*.[55] Mas o que mais nos afasta da *perfeição*[55] é não acreditar que os *ventos*[76] podem mudar...

Quando nossa paz está perturbada, quando há uma grande guerra dentro de nós, isso se assemelha a uma forte tempestade a ser enfrentada por uma pequena *embarcação*.[24] Quando enfrentamos situações semelhantes temos que ir até Jesus e acordá-lo. É Ele que faz os *ventos*[76] e os *mares*[37] mudarem. Não foi Ele quem os fez? Será também Ele quem os fará obedecer. E nós? Diferente do *mar*[37] e do *vento*,[76] permanecemos desobedientes? Covardes por não pedir a quem pode resolver o problema chamado *tempestade*[70]. É preciso acordar o Cristo para *navegar*[90] em *mares*[37] mais calmos. Confiamos uns nos outros, confiamos na qualidade do *barco*,[9] gabamo-nos de termos um bom *comandante de embarcação*,[19] mas ele sabe o principal? Ele sabe acordar quem faz o *vento*[76] virar? Depois que passar a *tempestade*[70], ele tem coragem de voltar a dormir sabendo que a *embarcação*[24] estará em segurança?

Quando nosso coração está transtornado com as *tempestades*[70] do dia a dia, é como se nós permanecêssemos em luta com as *velas*[74] e com o *vento*,[76] mesmo quando o *vento*[76] já foi acalmado e o *mar*[37] já está tranquilo para *navegar*,[50] porque agiu Aquele que vive na *embarcação*[24] e sabe o que fazer e como fazer, esperando apenas o "quando" de cada um de nós.

Seu sono não é de cansaço. Seu sono é um repouso nos braços do pai. É um *oceano*[52] de misericórdia, é um exemplo de confiança a ser seguido: enquanto a *tempestade*[70] vem, repousa em Teus braços; quando ela chegar e sentir-se incapaz de dominá-la, acorda Aquele que diferente de ti, tudo sabe, tudo pode, tudo transforma.

Mas nosso *comandante de embarcação*[19] insiste em trazer a cada *viagem*[78] suas experiências com *mares*[37] agitados, quando o que mais seria proveitoso era trazer em mente a capacidade que teve em resolver as armadilhas das *tempestades*,[70] a forma com que fomos capazes de sermos criativos e superar a força das águas. Essa atitude obsessiva pelo medo de dar errado nos impede de explorar *mares*[37] ainda não cobiçados, de conhecer praias e terras ainda não habitadas pela alegria e prazer de viver. Quantos de nós não deixamos de investir em uma *viagem*[78] um pouco mais arriscada pelo simples conforto das águas calmas que no momento navegamos?

D. Helder Câmara escreveu o brilhante pensamento: ***"Os navios ancorados no porto correm mais riscos que aqueles em alto-mar".***[5] Belíssima verdade! Nossos pensamentos ou "pré-ocupações" são os responsáveis pela maioria dos nossos *naufrágios*[43]. Não acreditamos que o *vento*[76] possa virar a nosso favor, somente contra nós... Mas isso não quer dizer *navegar*[90] de forma insegura. Quer dizer permitir-se ser semente e não apenas árvore. Significa acreditar nas possibilidades de sucesso que acontecem quando um *mar*[37] profundo se encontra com um *vento*[76] forte, que não nos quer destruir, mas nos levar ao nosso destino, passando pela alegria e pela felicidade, navegando sempre rumo ao *norte*.[51]

Ficar no porto enferruja o *barco*,[9] cria mais *maresia*,[40] dá a falsa ideia de segurança, faz a tripulação perder a prática de *navegar*[50] e aprender novas formas de *navegar*.[50] Perde-se a possibilidade de sentir o acariciar do *vento*[76] no nosso rosto diante do espetáculo do pôr do *sol*[69] tocando a superfície do alto-mar,[5] como que dizendo: só pode contemplar isso quem estiver navegando rumo ao *norte*,[51] e olhando para o oeste! Se o *vento*[76] virar? Viro as *velas*[74] e continuo rumo ao *norte*,[51] contemplando a paisagem. Afinal, ventos fortes não fazem parte da paisagem de um belo pôr do *sol*...[69]

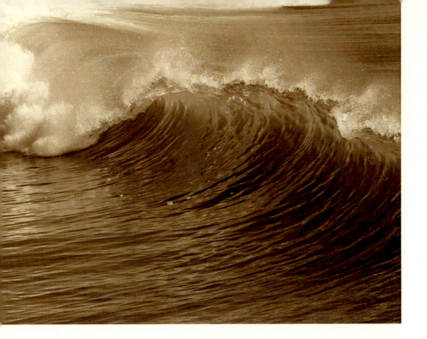

-23-
O mar[37] e o vento[76]

O mesmo vento que traz a feroz tempestade é o que sopra suave em forma de brisa calma e refrescante. Todos dois passam, o mar permanece...
(Cláudio Bomtempo)

O *mar*[37] e o *vento*[76] estavam irritados um com o outro e não entravam em um acordo definitivo. O *mar*[37] afirmava que o *vento*[76] passava todo o tempo empurrando as naus sobre ele, soprando a poeira sobre suas águas, trazendo todo o lixo das praias. Além de tudo, ainda levava e trazia as tempestades,[70] que o faziam mudar seu comportamento frequentemente sendo, por isso, um dos responsáveis pela instabilidade de seu comportamento diante da natureza.

O *vento*,[76] por sua vez, defendeu-se atacando: disse que o *mar*[37] o fazia ficar esgotado, porque tinha que percorrer toda a sua superfície, levando e trazendo nuvens para hidratá-lo e aves que precisavam fazer sua rota, sem incomodar suas águas. Tinha que encontrar forças para refrescar suas águas e para se fazer presente em todas as suas pedras e rochedos, alimentando-os de *ondas*[53] e dando força para que suas *ondas*[53] se espalhassem na areia das praias... E o *vento*[76] foi ainda mais longe, dizendo que se não fosse a sua atuação, nem mesmo as estações chegariam e nem se alternariam; nem mesmo a evaporação da água aconteceria de forma correta, levando o *mar*[37] a *naufragar*[43] em suas próprias águas.

O *mar*[37] se defendeu dizendo se sentir o berço para que a vida se estabeleça e que até Deus disse que o criou no início da vida, mas não o disse sobre o *vento*,[76] embora saiba que o *vento*[76] só poderia ser filho da *perfeição*.[55] E citou Genesis 1:10- "E chamou Deus à porção seca Terra; e ao ajuntamento das águas chamou Mares; e viu Deus que era bom".

O *vento*,[76] extremamente enciumado, lançou sobre o *mar*[37] uma rajada de *vento*[76] capaz de virar uma *embarcação*[24] que não estivesse bem preparada para *navegar*.[50] Essa atitude enfureceu o *mar*,[37] que tomou a forma de um maremoto e distribuiu toda a raiva do *vento*[76] e de si próprio sobre todas as *embarcações*[24] e estruturas que estivessem por ali, causando uma enorme devastação.

A *tempestade* se instalou e demorou a se dissipar. Quando acabou a força do *vento*,[76] exausto pela força que fez, e o *mar*[37] se acalmou, transferindo toda sua energia naquela descarga abrupta de ciúme, uma leve brisa soprou sobre o *mar*,[37] que achou que era o *vento*[76] tentando lhe fazer um carinho. Sem raciocinar muito, refletiu a *beleza*[11] do céu azul e dos raios solares e fez as pazes com o *vento*[76] que, por sua vez, entendeu que soprar suave sobre o *mar*[37] é entendido por ele como um carinho, um afago e sempre que quer ver as *embarcações*[24] se moverem em segurança, as aves chegarem mais rápido aos seus destinos e as *velas*[74] fazerem a diferença nas viagens, sopra de forma carinhosa e não permite que haja espaço para o seu ciúme, nem para a raiva do *mar*[37]...

E, assim, os maremotos são raros porque o *mar*[37] e o *vento*[76] descobriram juntos que a origem da força que os sustenta é a mesma. E essa força é tão mais produtiva quanto à capacidade de suportar e interagir um com o outro.

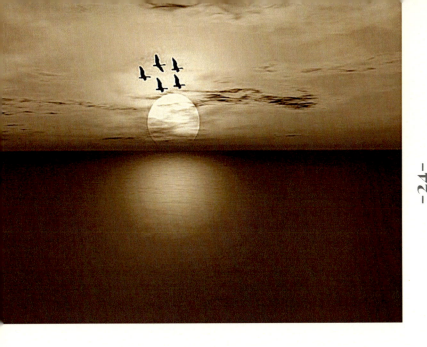

– 24 –

Jamais se esqueça de agradecer ao dono do *mar*[37] a sua permissão para *navegar* ...[50]

> *A gratidão é uma das virtudes que mais admiro no ser humano, mas ela jamais existiria se não fosse fruto do amor e da humildade. A natureza é a demonstração do amor de Deus pelo homem, que só O reconhece plenamente pela humildade, como um rio agradecido, que sabe que corre para o mar e se entrega plenamente a ele...*
>
> (Cláudio Bomtempo)

Assim como humildade e a gratidão caminham juntas, o *sol*[69] e o *mar*[37] também o fazem, porém o *mar*[37] faz quase sempre o papel da gratidão e o *sol*[69] o papel da humildade. Quando o *sol*[69] se recolhe e permite chegar a noite, ele permite que as estrelas brilhem e reflitam a sua *beleza*[11] no *mar*[37], que agradece a humildade do *sol*[69] dando um lindo espetáculo de gratidão, preparando-se para sua nova chegada no dia seguinte...

O *sol*[69] sabe da sua missão de aquecer, de iluminar, de gerar a energia, de trazer a saúde e fazer a terra e o *mar*[37] produzirem seus frutos, mas ele sabe também o momento de se recolher para que a noite venha, para que a brisa da noite faça sentido, refrescando o que tem que ser refrescado. Ele sabe que a sua ausência também é necessária para que sua presença tenha sentido. Seu exemplo de humildade ao se recolher para que o mundo gire e novos dias se refaçam a partir da sua ausência nos faz recordar que mesmo quando é dia aqui e noite ali, mesmo na humildade de sua ausência, o *sol*[69] continua a brilhar em outros *mares*...

O *mar*,[37] por sua vez, tem na gratidão uma das suas mais importantes virtudes. Ele agradece ao *sol*[69] pela generosidade de seus raios, alegra-se com seu *calor*[15] que aquece o que tem que ser aquecido e destrói o que precisa renascer. O *mar*[37] agradece ao *sol*[69] a todo o momento, dia e noite. De dia agradece pela luz, à noite agradece a certeza de seu ressurgimento. Algumas nuvens podem até atrapalhar momentaneamente o abraço do *sol*[69] sobre o *mar*, mas jamais tiram do *mar*[37] a luz do *sol*[69] quando ele quer brilhar... E ele brilha sempre.

A gratidão do *mar*[37] pode ser percebida nas inúmeras e sempre belas fotografias do nascer e do pôr do *sol*[69] sobre o *mar*[37]. O que seria de um sem o outro? O que seria da gratidão do *mar*[37] sem a humildade do *sol*?[69] Somos como esse dueto do *sol*[69] com o *mar*[37]. Nossa humildade e nossa gratidão nos fazem encontrar a todo instante verdadeiros espetáculos de alegria e felicidade verdadeiras. E essas duas virtudes básicas para se *navegar*[50] bem se mostram tão mais claras quanto formos capazes de expressar à *perfeição*[55] nosso reconhecimento pela permissão de *navegar*...[50]

Quem não sabe *navegar*[50] diz assim: "Eu não pedi para ser *embarcado*,[25] vocês que me colocaram neste *mar*! Agora, os *tripulantes*[72] que me aguentem e me levem de volta à *terra firme*...". O sábio diz: "Sou grato pela oportunidade de *navegar*[50] e farei dela minha humilde contribuição para *viajar* em paz. Quanto mais humilde e grata minha contribuição, mais me aproximo da *perfeição*...[55]

Vivemos uma luta cruel para demonstrar que somos melhores que os outros, que somos capazes de fazer isso ou aquilo de maneira diferente ou com melhor *perfeição*.[55] Tudo leva a uma competição desmedida e, na maioria das vezes, destruidora da boa-fé da humanização das relações interpessoais. Esquecemos o ser e nos detemos no ter. Esquecemos que só faz sentido *navegar*[50] se os destinos, por mais diversos que possam ser, levem-nos ao *norte*.[51] Falta-nos a humildade e a gratidão capazes de nos levar com maior rapidez e segurança ao *norte*.[51]

Os dias chegam e vão e nossas mentes estão cada vez mais focadas em conquistar aquilo que não temos do que conservar o que já possuímos e, muitas vezes, apenas não tomamos posse. Gastamos energia demais para conquistar e energia de menos para conservar. É assim com os amores, é assim com o trabalho, é assim com os bens materiais, é assim na nossa relação com Deus. Com Deus, então, chega a ser absurdo como necessitamos de tantos momentos, tantos encontros, tantas meditações, tantas viagens ao redor do mundo para encontrá-lo, quando ele está no meio de nós e somos parte de um todo que já é e sempre foi Ele.

Conheço pessoas que conhecem quase o mundo todo, já viajaram por roteiros que prometiam momentos de reflexão e experiências com a *perfeição*.[55] Meditações transcendentais, em locais especiais, onde seria muito fácil encontrar a presença de Deus. Muitos já foram aos montes, conheceram mosteiros, cruzaram desertos, andaram por onde grandes sábios da humanidade passaram, mas nenhuma dessas pessoas foram capazes de se encontrar totalmente com sua essência por causa de qualquer um desses lugares. Boa parte delas se encontrou apenas quando mirou o *norte*[51] e o encontrou dentro de si.

Esta é a grande *viagem*[78] a ser feita: um mergulho profundo na humildade e na gratidão que existe dentro de cada um, em que será possível encontrar o responsável pela permissão para *navegar*.[50] Essa permissão nos garante também a certeza de que podemos ser mais e mais, não por nossa própria vontade, não por competição com o outro, mas porque detemos a permissão necessária para ir além dos nossos limites, que foi conquistada apenas porque aprendemos o essencial mistério para *navegar*[50] bem: mergulhar no profundo mistério que une o *sol*[69] ao *mar*[37], a humildade à gratidão. Entendendo a essência da gratidão ao dono do *mar*[37] que nos deu a permissão para *navegar*...[50]

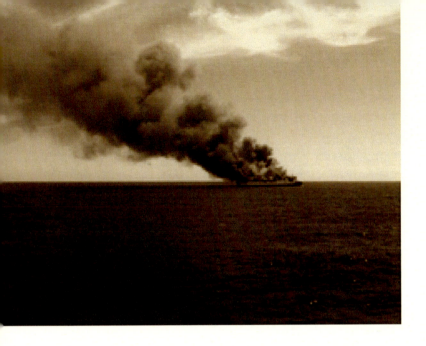

-25-
Vamos queimar os *barcos*?

> *Um incêndio é algo urgente, mas nada é mais urgente do que um incêndio em alto-mar,[5] quando estamos rodeados de água, mas não temos como fugir do naufrágio...*
>
> (Cláudio Bomtempo)

Entre 1513 e 1521, o conquistador espanhol chamado Hernando Cortez tentou por diversas vezes conquistar a costa do México. Foi cruel em suas investidas e jamais serviria como exemplo positivo para grandes líderes, ou mesmo ser considerado um, considerando que esse homem chegou a exterminar por completo uma civilização (Civilização Asteca). Mas como cada um de nós tem algo de bom que emana demonstrando nossa capacidade criativa, seja ela para o bem ou para o mal, Hernando Cortez deixou uma lição importantíssima de liderança que pode ser seguida em diversos momentos da nossa *viagem*.[78]

Após diversas tentativas frustradas de conquistar a costa do México a bordo de diversas caravelas que atracavam naquelas praias, ele sempre retornava frustrado para sua pátria, após ser parcialmente vencido pela resistência local, e se preparava novamente para outra tentativa.

Da última vez que chegou à costa, ordenou aos seus líderes que queimassem todos os barcos, numa ordem, a princípio, insana. Questionado por seus líderes guerreiros, conta-se que Cortez disse que aquela era a última vez que atracaria seus barcos naquela praia e, portanto, haveria de conquistar o que havia ido conquistar ou morreria naquele local. Existem momentos em que não se pode ter volta. Ou se morre ou se conquista.

Quantas *embarcações*[24] atracam aqui e ali, voltam de porões vazios, sem nada conquistar durante suas *viagens*[78]... Levam apenas seus soldados para águas mais profundas,[2] sem nada conquistar. Batem em *bancos de areia*[8] e por ali permanecem à *deriva*,[10] muitas vezes contando com a sorte. Existem *embarcações*[24] que embora cheguem ao seu destino, fazem de sua *viagem*[78] um simples *remar*[63] em águas rasas,[4] onde quase nada se aprende, muito pouco se desloca a caminho da *terra firme*...[71]

"Queimar os barcos" requer coragem! Requer confiança cega, requer acreditar em algo de forma irrefutável. Requer fé! Quando passamos por *tempestades*[70] em nossa *viagem*,[78] criar situações de "queimar os barcos" pode parecer ainda mais loucura, mas é nessas situações que encontramos verdadeiros tesouros ou territórios não habitados que farão diferença em toda nossa existência.

Há momentos na vida em que devemos "queimar nossos barcos" como sinal de compromisso com o nosso objetivo. Devemos traçar nossas metas pessoais, espirituais, sociais e físicas, como alguém que queima os próprios barcos com a certeza de que não voltará atrás no compromisso com o criador e consigo mesmo. Devemos "queimar os barcos" para o desejo de amarmos e sermos misericordiosos com nosso semelhante, e devemos fazê-lo sempre que a honestidade e o nosso caráter forem colocados à prova, porque todas essas coisas, ou conquistamos de forma definitiva ou sempre será uma dúvida a *navegar*[50] conosco.

Conheci uma dessas pessoas que "queimam barcos", que resolveu fazê-lo decidindo mudar definitivamente de país. Vendeu todos os seus bens, comunicou seus pais e amigos de sua decisão, e como ainda não era casado, resolveu buscar uma nova vida a partir de outro píer distante e desconhecido.

Contava apenas com sua disposição de começar uma nova *viagem*[78] e um incômodo que vinha do fundo da alma, que o chamava a ser ousado para conquistar seu novo território. Depois de bater cabeça por vários meses sem obter sucesso em suas iniciativas profissionais e sentimentais, sem encontrar um *porto seguro*,[58] resolveu retornar ao seu país e recomeçar sua *viagem*[78] a partir do seu ponto de origem.

Teve humildade de procurar seus familiares e amigos, explicar suas dificuldades e demonstrar o quanto amadurecera diante das *tempestades*[70] e *mares agitados*[36] que enfrentara. Recebeu o apoio incondicional de todos e em uma de suas amizades esquecidas, sua volta com as avarias que a agitação do *mar*[37] provocara na *embarcação*,[24] encontrou um apoio diferente, que se transformou paixão e casamento.

Investiu tudo o que aprendeu no seu país de origem e entendeu que "queimar seus barcos" começava verdadeiramente naquele momento. Jamais desistiria de manter esse novo território conquistado. Entendeu que o tempo que passara fora, diante de tantos desafios, fora um tempo de aprendizagem para que pudesse ter a maturidade suficiente para não mais voltar atrás.

Existem situações em que o retorno a *terra firme*[71] ensina mais do que a própria *viagem*.[78] É necessário estar certo de que o território que buscamos conquistar é realmente definitivo. Numa *viagem*[78] em que nada é definitivo, exceto no *naufrágio*[43], todas as possibilidades podem ser consideradas, inclusive a de voltar ao porto de origem e recomeçar tudo de novo em outra direção. Considerando nosso exemplo de conquistador, ele esteve diversas vezes no mesmo local para tentar conquistar e não obteve sucesso, exceto antes da última tentativa, quando teve uma postura de total entrega ao objetivo.

Meu amigo que tentou mudar de país, "queimou seus barcos" no próprio país de origem, provando que, muitas vezes, gastamos mais energia para conquistar o que não temos do que para conservar o que temos, não dando o devido valor ao que já conquistamos. "Queimar os barcos", então, pode ser também não partir para viagens longínquas quando ainda não fizemos a *viagem*[78] mais importante, que é a de buscar o ouro das nossas possibilidades, virtudes que estão dentro, bem dentro de nós.

É certo que necessitamos conquistar novos territórios, desviar de *bancos de areia*,[8] enfrentar *tempestades*[70] e *mares*[37] profundos, mas nada precisa ser tão urgente quanto o nossa decisão de buscar nossa felicidade e a daqueles que *navegam*[50] conosco...

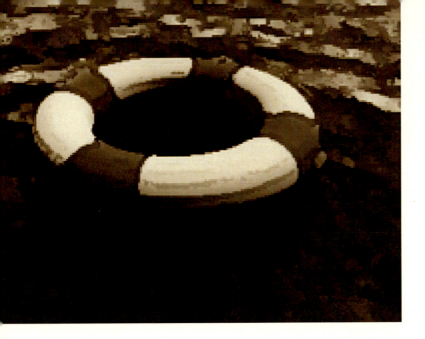

−26− Epílogo

Lição para navegar bem no epílogo da vida: viver o hoje como se fosse o único, compreender que a travessia termina, mas a viagem, esta nunca acaba...

(Cláudio Bomtempo)

Para quem espera o momento de partir para outra *viagem*[78], a espera pode ser prazerosa se se curte a espera como uma entrada para saborear o prato principal. A certeza da presença de Deus na eternidade é a forma mais tranquila de se *navegar*,[50] independentemente se em águas tranquilas ou agitadas. Tudo depende da fé! E fé é não deixar que nossas *velas*[74] nos imobilizem. Ter fé ao *navegar*[50] é não responder na mesma proporção às mudanças bruscas dos *ventos*,[76] apenas deixar que o *vento*[76] nos leve para o *norte*[51] sem perguntar: "Por quê?". Confiança em Deus é isto: *navegar*[50] com fidelidade, entregar suas *velas*[74] ao desfrute do *vento*,[76] sabendo quem sopra tanto a brisa quanto os *ventos*[76] fortes, quem fornece os *peixes*,[54] quem acalma os *mares*[37].

Tenho visto muitos *naufrágios*[43] em que aqueles que se prepararam bem para a *viagem*[78] o têm como um professor, um mestre, e não como um torturador. Todos nós um dia *naufragaremos*.[43] O que importa é que cruzemos os *mares*[37], descubramos novas *terras-firmes*[71], enfrentemos as *tempestades*[70] e os *bancos de areia*[8] com a certeza de que estamos cumprindo nossa real missão de vida e que os desafios, nós os superaremos até o dia do nosso *naufrágio*[43]. Esse mestre chamado *naufrágio*[43] nos ensina que só a humildade de reconhecer nossa limitação é que pode nos levar a compreender a parte final desta *viagem*...[78]

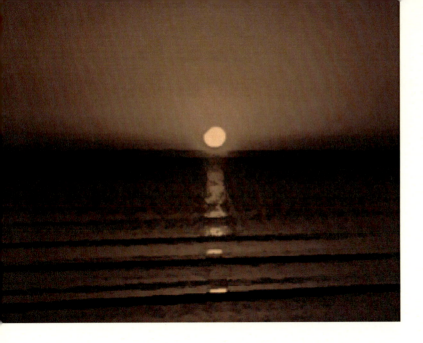

-27- Final

> *O final é sempre o início de uma nova etapa! Se o riacho soubesse do tamanho do mar que irá se tornar, apressar-se-ia em correr na direção do rio...*
> *(Cláudio Bomtempo)*

A palavra "final" deveria ter mais letras... Deveria ser demorado para escrever, pronunciar e decifrar seu conteúdo, afinal, queremos sempre dar um desfecho tão brilhante quanto foi o nosso *navegar*...[50] Terminar algo pode ser gratificante e realizador se for o resultado feliz de um processo de construção de algo que dá prazer. Uma pérola é assim. Mas é o próprio tempo o responsável por encaminhar a *viagem*[78] de uma ostra na construção de uma pérola.

Embarcações[24] fazem *viagens*[78] e permanecem *navegando*[50], mesmo que seja nas fotografias de quem as conheceu em *alto-mar*[27] ou não, *com ou sem o efeito da maresia.*[40] Não existe final enquanto existir o amor. E o amor jamais passa. Ao *naufragar*,[43] algumas *embarcações*[24] especiais continuam irradiando sinais de sua localização por muito tempo. E mesmo depois que se encerram os sinais, o amor que o *comandante da embarcação*[19] foi capaz de armazenar durante a *viagem*[78] será suficiente para aquecer os *motores*[41] de outras *embarcações*[24] que fazem outras *viagens*. A resposta sempre será o amor.

O amor é o *motor do barco.*[41] É ele quem leva aos lugares mais distantes, mas está bem dentro do *barco.*[41] Mas não se esqueça jamais de que existem *barcos*[9] que possuem *velas*[74] e que em alguns você consegue *navegar*[50] até com *remos...*[64] A humildade dos *remos*[64] pode salvar muitas *embarcações*[24] leves, o peso de certos *motores*[41] é que, muitas vezes, atrapalha o *navegar...*[50]

Então, não se esqueça nunca de retirar o excesso de peso da *embarcação*[24] numa busca contínua. Livre-se dos *combustíveis impróprios*,[21] proteja-se do *frio*,[29] leve todos os equipamentos necessários para *navegar*[50] bem e em segurança. Jamais se esqueça da *carta de navegação.*[18] Coloque metas de redução de peso mais rígidas do que as usuais para o *barco*[9] e para o funcionamento das *velas*,[74] assim você *navega*[50] mais suave. Respeite, mas não tenha medo das *tempestades.*[70] Você sabe quem controla o *vento*[76] e os *mares...*[37] Não demore a acordá-lo para fazer a tempestade passar. E quando um *naufrágio*[43] acontecer, compreenda que ele nunca será o final, mas apenas mais uma etapa a ser *navegada*[50], apenas e tão somente, mais um destino a ser atingido, mais um banquete a ser degustado após as tradicionais entradas que apenas abrem o nosso apetite de *navegar.*[50]

Nenhuma *embarcação*[24] jamais navega sozinha. Então, saiba que, onde quer que não nos encontremos fisicamente, estaremos unidos pelas nossas *velas*,[74] e que, por orientação da *perfeição*,[55] passamos a compreender que somos um só *oceano*,[52] um só *mar*[37], uma só *embarcação*,[24] com o mesmo destino final: o *Norte*,[51] onde não há mais *tempestades*[70] nem *icebergs*,[31] apenas aquilo que nos une e nos transforma em um só corpo, independentemente da qualidade física ou da importância dos *mares*[37] onde navega nossa *embarcação.*[24]

Em sua *viagem*[78] final, nossa *embarcação*[24] deve orgulhar-se de chegar ao destino, recordar cada momento da *viagem*[78] com o carinho de quem compreende que foram necessários os sacrifícios para o aprendizado e que a paz que se sente ao chegar só os que aprenderam com os sacrifícios são capazes de sentir e celebrar.

Encham suas talhas de água, a festa não terminou. A celebração, agora, é com o melhor vinho, que não embriaga, não provoca *ressaca.*[68] Ele representa o início de uma nova era, em que o amor de quem transforma água em vinho também torna possível a compreensão da nova dimensão Divina, que não é mais apenas o *navegar*,[50] mas o *navegar*[50] em abundância; não é só *navegar*,[50] mas *navegar*[50] na direção certa, rumo ao *norte.*[51] Essa compreensão vem com o *vento*[76] *impetuoso*,[75] que dá a cada um de nós a compreensão necessária para compreendermos e usufruirmos da experiência de ter navegado pelos *altos-mares*[5].

Espero que o mesmo *vento*[76] *impetuoso*[75] que muda repentinamente os rumos de muitas *embarcações*[24] auxilie você também a compreender cada palavra deste livro. Que este final seja sempre o início de uma nova etapa! Se o riacho soubesse do tamanho do *mar*[37] que irá se tornar, apressar-se-ia em correr na direção do *rio*...[37]

FIM